Manuel Cortez

ANGST IM
GEPÄCK

Trotzdem glücklich leben

KOMPLETTMEDIA

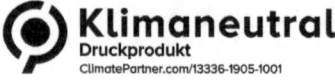

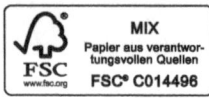

MIX
Papier aus verantwor-
tungsvollen Quellen
FSC® C014496

Originalausgabe
1. Auflage 2022
Verlag Komplett-Media GmbH
2022, München
www.komplett-media.de
ISBN: 978-3-8312-0607-0
Auch als E-Book erhältlich

Begleitlektorat: Julia Becker, Hamburg
Schlusslektorat: Roland Rödermund, Hamburg
Korrektorat: Redaktionsbüro Diana Napolitano, Augsburg
Umschlaggestaltung: FAVORITBUERO, München
Satz und Layout: Daniel Förster, Belgern
Druck & Bindung: GGP Media GmbH, Pößneck
Gedruckt in der EU

Danke, dass du dieses Buch in Händen hältst. Ich danke dir von Herzen für deine Offenheit und Aufmerksamkeit. Und freue mich, dass du meine Geschichte erfahren möchtest.

In diesem Buch erzähle ich dir meine Erfahrungen aus 20 Jahren Umgang mit Angst und Panik – und wie ich gelernt habe, glücklich mit der Angst zu leben.

Dieses Buch ist meine Heilreise und es soll dich auf deiner eigenen begleiten. Ich reiche dir für einen Augenblick meine Hand, damit wir ein Stück des Weges gemeinsam gehen. Denn gemeinsam geht man weniger allein.

Dein Manuel

INHALT

WARUM ES DIESES BUCH GIBT

Allein, dass ich dieses Buch geschrieben habe, dass es veröffentlicht wurde und du es jetzt gerade liest, ist der Beweis dafür, dass großartige Dinge möglich sind, auch wenn scheinbar alles gegen sie spricht. Denn: Ich bin Legastheniker. Es war das Urteil eines einzelnen Menschen, nämlich meines Grundschullehrers, das in mir eine Überzeugung wachsen ließ und damit auch eine große Angst, die mich mein Leben lang hemmte – und von der ich mich nun befreit habe. Ich habe mich über die Angst erhoben, an dem Versuch, ein Buch zu schreiben zu scheitern und kein Autor sein zu können. Der Wunsch, dieses Stigma hinter mir zu lassen, die Freude daran, meine Gedanken und mein Wissen für andere zugänglich zu machen, war größer als meine Angst, es nicht zu schaffen. Ja, ich hatte dabei Hilfe. Ja, jemand korrigierte meine Texte. Und nein, dieses Buch hat niemand anderes für mich geschrieben. Denn ich wollte das selbst tun. Es war mir ein zentrales Anliegen, mich dieser Hürde zu stellen – und damit ein für alle Mal mit meinem Glaubenssatz »Ich kann nicht schreiben« abzuschließen.

»Alle sagten: Das geht nicht. Dann kam einer, der das nicht wusste und hat es einfach gemacht.« Ich habe gelernt, dass dieser Satz eigentlich heißen sollte: »Dann kam einer, den hat das nicht interessiert und er hat es einfach gemacht.« Denn etwas nicht zu wissen kann hilfreich sein, ist aber nicht konstant. Wissen wandelt sich ständig. Etwas bewusst zu entscheiden, zum Beispiel, dass die Meinung anderer nicht für mein Glück verantwortlich ist, ist eine Haltung, auf die wir uns immer verlassen können. Diese Haltung habe ich für mich gefunden. Und aus dieser Haltung heraus habe ich mir selbst die Möglichkeit geschaffen, Autor zu sein.

Wenn es uns gelingt, uns von unserer Erziehung und unseren Prägungen, von Diagnosen und Meinungen anderer zu lösen, können wir Enormes schaffen. Dann können wir alle Ängste, auch uralte und uns bisher unbekannte loslassen. Wir können sogar Ängste auflösen, die gar nicht unsere eigenen sind und dadurch frei werden, wir selbst zu sein. Denn Ängste werden sehr häufig von Generation zu Generation unbewusst weitergegeben. Es lohnt sich daher immer auch die Frage: Hatte jemand in meiner Familie diese Angst und habe ich sie unbewusst übernommen? Dazu findest du mehr im Kapitel »Schuld«.

Ich zeige dir in diesem Buch, anschaulich an den Beispielen meiner Erfahrungen, wie Angst sich konkret im Leben auswirken kann, wie sie sich in unseren Herzen einnistet und unser Bewusstsein beeinflusst. Und ich zeige dir meinen Prozess der friedlichen Akzeptanz von Angst. Denn: **Ein erfülltes, glückliches und selbstbestimmtes Leben mit Angst ist möglich.** Und damit meine ich auch Formen von Angst, die größer sind als die alltäglichen, die jeder kennt. Ausnahmslos jeder Mensch hat schließlich Angst. Doch nicht jeder ist so stark mit der irrationalen, belastenden, lähmenden Auswirkung von Angst konfrontiert, wie ich es erlebt habe – und du es vielleicht ebenso erlebst. Nicht jeder kennt diese aus dem Nichts auftretende Übermacht von Angst. Nicht jeder kennt diese Enge in der Brust, den Schwindel, die plötzlichen Schweißausbrüche, den Tunnelblick, das Gefühl, unter einer Glocke zu sitzen, die Welt verschoben wahrzunehmen. Als wäre man nicht mehr wirklich hier, und das über Stunden oder Tage. Nicht jeder kennt das Herzrasen, die Körperlähmungen und schließlich die Panik: das Gefühl, einfach umzufallen und zu sterben.

Auch wenn nicht jeder Mensch mit diesen extremen Symptomen zu kämpfen hat, ahnt doch jeder, dass Angst in jeder Form eine Wirkung auf unser Leben, unsere Entscheidungen und unser Verhalten hat. Dennoch sind sich viele Menschen nicht im Klaren darüber, dass es Angst ist, die sie treibt und belastet. Angst zeigt sich in Gewohnheiten und Glaubenssätzen, in leisen Selbstzweifeln und vernichtender Kritik an uns selbst, in der Angst zu versagen, nicht gut genug zu sein, nicht geliebt zu werden, es nicht wert zu sein, allein in dieser Welt zu sein, hilflos, ohne Schutz. Angst hat tausend Gesichter und Stimmen. Sie begegnet uns in den verschiedensten Situationen und mit diversen Symptomen und diese können eine direkte Wirkung auf unsere gesamte Verfassung haben. Unsere Gedanken und Emotionen beeinflussen unsere körperlichen Empfindungen und Funktionen und umgekehrt. Und auch wenn ein Mensch seine Angst nicht wahrnimmt, heißt es nicht, dass er keine hat. Auch einer scheinbar rein körperlichen Erscheinung kann eine Angst zugrunde liegen. Und auch bei den vermeintlich Stärksten zeigt sich die Angst: nämlich in Vermeidungsstrategien.

Ich bin davon überzeugt, dass jeder Mensch für alles, was er tut, seine Gründe und seinen emotionalen Antrieb hat. Auch für vermeintlich negative Verhaltensweisen. Nicht selten schaden wir uns selbst und anderen, nur weil wir uns nicht mit der Ursache einer Angst konfrontieren wollen.

Aber solange uns die Ursache, die Gründe unseres Handelns nicht bewusst sind, können wir uns nicht verändern und nicht heilen. Wenn wir die Angst aber verstehen, lernen wir uns selbst und diese Gründe besser kennen. Wenn wir lernen, die Sprache und die Gesichter der Angst in unserem eigenen Leben zu lesen, wenn wir die Überzeugungen, die zu unserem Handeln führen, erkennen, können wir die Angst überwinden. Denn dann beginnen wir, die Ursachen unserer Probleme zu betrachten – anstatt uns ständig nur mit den Symptomen zu beschäftigen und uns vom Ursprung unserer Leiden abzulenken. Nur die Hindernisse, die wir kennen, können wir auch überwinden. Egal, ob es eine körperliche Krankheit oder eine emotionale Empfindung ist, ohne die bewusste Wahrnehmung dessen kann man nicht heilen. Erkenntnis ist immer der erste Schritt zu Heilung und Veränderung.

Jahrzehntelang habe ich Angst intensiv erlebt und manchmal, auch wenn es sehr selten geworden ist, erlebe ich sie immer noch: Angst, vor Menschen zu sprechen – und das ist als Schauspieler eher ungünstig, Angst, in engen Räumen zu sein, Angst zu ersticken, Angst vor Menschenmengen, Angst vor Armut, Angst vor Krankheit, Angst vor Krankenhäusern, Angst vor Spritzen, Angst vorm Fliegen, Angst vor Höhe, Angst zu versagen, Angst, ausgeschlossen zu werden, abgelehnt und aus dieser Gesellschaft verstoßen zu sein und schließlich Todesangst. Angst war über Jahre hinweg mein täglicher Begleiter. Mit 21 Jahren hatte ich meine erste Panikattacke und viele weitere sollten folgen. Diese Erlebnisse sind bis heute sehr lebendig in mir und brachten mich dazu, mich ausgiebig mit Psychologie, mit Geistestrainings und Techniken wie EFT, der Silva-Mind-Control-Methode und NLP, mit Ego-State-Therapie, Schattenarbeit und Hypnose zu beschäftigen. Ich habe mich der Angst jahrelang sehr intensiv entgegengestellt und dabei viele Erfahrungen gesammelt. Nicht alle waren angenehm, aber alle waren wichtig. **Am Ende durfte ich schließlich meine größten Stärken in meinen Ängsten erkennen und konnte mich, über das Erleben und Akzeptieren der Angst, ihren Ursachen, meiner Kindheit und den Erfahrungen meines Lebens zuwenden und endlich Frieden in mir finden.**

Ich möchte dich hier an meinem Weg teilhaben lassen, durch meine Geschichten und Erfahrungen deinen Blick auf dein eigenes Leben schulen, dir vermitteln, dass wir alle am Ende das Gleiche erleben, jeder für sich, doch einander so ähnlich im Schmerz.

Keine Ärzte, keine Therapeuten oder Lehrer, nicht unsere Eltern, Freunde oder Partner können uns davor bewahren, unsere eigenen herausfordernden Erfahrungen zu machen. Niemand kann die Verantwortung für unser Leben tragen. Niemand kann den Weg unseres Lebens für uns gehen. Und niemand kann uns retten oder uns befreien, das können ausschließlich wir selbst. Nur wir selbst können uns von unseren Grenzen und belastenden Überzeugungen lösen. Den Weg unseres Lebens gehen wir allein. Andere Menschen können uns aber begleiten, uns helfen, wenn wir sie darum bitten. Und wir können von anderen lernen. Bitte nimm diese Unterstützung an. Nur sei dir bewusst: Dieses Buch ersetzt keine Therapie oder medizinische Behandlung und es führt sicher nicht zur Spontanheilung. Ich kann dich in diesem Buch weder von deiner Angst befreien noch dir einen Weg oder eine bestimmte Technik zeigen, wie du einfach und schnell ohne Angst lebst – denn das ist nicht die Lösung deines Problems. Wer sich betäubt und einfach nur möchte, dass die Ursachen seiner Angst von einem auf den anderen Moment verschwunden sind, nimmt sich die Möglichkeit, von der Angst zu lernen und zu wachsen. Nichts mehr zu sehen, zu hören und zu sagen ist der einfachste Weg in dieser Welt, doch führt er nur in Blindheit und eine stumpfe Stille, in der alles erstarrt. Dieser Weg führt weg vom Leben, von Lebendigkeit und einem vitalen Fühlen und Erleben. Auch wenn wir unser Leid nicht wahrnehmen wollen, ist es trotzdem da und wirkt in uns unerkannt weiter. Verdrängen ist nicht Aufarbeiten oder Heilen.

Auch wenn das für dich paradox klingen mag: Angst, der bewusste Umgang, das bewusste Erkennen und Erleben von Angst, dieses Gewahrsein, das ist nur etwas für mutige Menschen. Denn zu fühlen, sich zu fürchten, die starken Symptome von Angst zu erleben und trotzdem sein Leben zu meistern, trotzdem lebendig und frei zu leben, ist eine große Herausforderung. Das Leben ist für die Mutigen und Angst ist keine Schwäche. Ganz im Gegenteil, zu sich zu stehen, zuzugeben, dass man Angst hat und sich dieser Angst zu stellen, das ist das Mutigste, was man tun kann. Du liest diese Zeilen, weil du bereit bist, dich deiner Angst zu stellen und dich gerade auf die Suche nach Heilung begeben hast: Du bist mutig! Sei dir dessen bewusst!

In diesem Buch, auf dieser Reise, zu der ich dich nun einlade, möchte ich dir einen Weg zeigen, hinaus aus dem sich ewig drehenden Karussell von Mangel und Bewertung, von Zweifel und Leid. Ich möchte dir bewusst machen, dass es sich lohnt, frei zu leben. Und deinen Blick weiten, für das, was hinter den Gittern deiner Angst, dem Gefängnis deines Mangels auf dich warten kann. Ich möchte dir erzählen, wo mich meine Angst und die Erkenntnisse, die ich aus ihr gewonnen habe, hingeführt haben. Welche Techniken mir in den Stunden der Angst geholfen haben und welches Leid zur größten Kraft wurde. Auch in deinem Leid liegt all das Gute dieser Welt, die Chance zu heilen und aus der Angst und dem Mangel, den Schatten unseres Seins, die größte Stärke und Freiheit zu erfahren.

Ich wünsche dir viel Spaß beim Lesen und von Herzen eine gute Zeit mit diesem Buch und meiner Heilungsgeschichte, meiner Reise durch die Angst und mit ihr.

Die Heilung vom Leben liegt im Leben selbst.

DIE ANGST ALS LEHRMEISTER – WIE WIR DIE ANGST VERSTEHEN UND FÜR UNS NUTZEN KÖNNEN

Sie ist seit jeher ein so stetiger Begleiter in meinem Leben, dass ich gar nicht mehr sagen kann, wann genau die Angst so dominant wurde, dass sie mein Leben bestimmte und nicht mehr zu verdrängen war. Ich hatte unzählige Angsterlebnisse. Es gibt Dutzende abenteuerliche und lehrreiche Geschichten, die sich zu erzählen lohnen. Doch welche Ereignisse waren tatsächlich so prägend, dass sie mein Leben verändert und einen entscheidenden Einfluss auf mich und meinen Alltag genommen haben? Wo hat alles begonnen? Was waren meine Angstauslöser?

Waren es die Trennung meiner Eltern und meine Kindheit ohne Vater? War es meine Legasthenie oder der Druck und die Ablehnung in der Schule? War es mein Leben außerhalb der Gesellschaft, mein Fremdsein in den beiden Kulturen meiner Herkunft? Waren es die schwere Krankheit meiner Mutter, der Tod vieler Freunde, meine Wut und die Gewalt als junger Mann? Waren es enttäuschende und verletzende Beziehungen? War es der Preis, den ich für Erfolg, Ruhm und Geld zahlte?

Ich habe mich entschlossen, beim Erzählen nicht der Chronologie meines Lebens oder den »schlimmsten Ereignissen« zu folgen, sondern den verschiedenen Erscheinungsweisen der Angst und deren Bedeutung. Im Laufe meiner eigenen Heilungsgeschichte, in meinem direkten Umgang mit Angst, habe ich für mich **»7 Gesichter der Angst«** definiert. Es sind für mich die wichtigsten Arten, wie sie sich als Empfinden und Verhalten zeigen kann. Und jeder dieser Erscheinungen liegt eine zentrale Ursache zugrunde. Diese 7 Gesichter sind nach meinem Erleben: Zweifel, Kontrolle, Stress, Wut, Ablehnung, Schuld und Todesangst. Es war mir das logischste und sinnigste Herangehen, diese Gesichter einzeln vorzustellen und die daraus entwickelten Erkenntnisse über Angst zusammenzutragen, um zu verdeutlichen, was sie mit uns Menschen macht, wie sie entsteht und welche Gründe wir für unser Empfinden und Verhalten haben. Jede Angst hat ihre Geschichte und ihre Ursache. Und jede Angst kann uns neues Wissen schenken, uns etwas Wertvolles lehren.

Was genau ist Angst?

Bevor ich in die Lehren der Angst und in meine Geschichten einsteige, möchte ich einmal kurz darstellen, was Angst nach meiner Definition überhaupt ist.

Im Laufe meines Lebens und in meiner Tätigkeit als Coach und Mentaltrainer habe ich mich jahrelang intensiv mit Angst beschäftigt. Auf meiner Suche nach Heilung habe ich dabei auch einige Experten studiert. Ich habe mit vielen Menschen über dieses Thema gesprochen und ihre Empfindungen und Haltungen zur Angst betrachtet. Wenn wir begreifen, was Angst ist und wie sie funktioniert, können wir viel leichter erfassen, dass alles, was wir im Zusammenhang mit ihr erleben, ganz natürlich ist.

Der größte Irrtum im Umgang mit Angst, der uns auf emotionaler und rationaler Ebene im Wege steht, ist ihr Personalisieren. Wir definieren die Angst als ein Wesen oder eine Sache, etwas von außen, wie eine Krankheit oder einen Fluch, etwas, das plötzlich in unser Leben gekommen ist, um uns zu schaden. Ein böser Geist, ein Dämon, ein Schatten, eine Last. In unserer Sprache behandeln wir die Angst wie eine Persönlichkeit.»Das ist meine Angst«, »Wenn ich dies oder jenes mache, kommt wieder die Panik«, »Meine Angst erlaubt mir das nicht«. Hinzu kommen all die medizinischen Diagnosen, an die wir uns nur zu gerne klammern:»Ich habe eine generalisierte Angststörung« oder »Ich bin Angstpatient«. All diese Bezeichnungen mögen richtig klingen und sich auch wahr anfühlen. Ich selbst habe genauso empfunden. Und die Einschätzung von Ärzten haben ihre Richtigkeit. Dennoch lenkt dieses Bild, das wir uns von der Angst machen, vom Wesentlichen ab. Es verzerrt die Wirklichkeit und lässt uns das Wichtigste in Bezug auf die Angst aus dem Blick verlieren: ihre Ursache.

Auch erleben wir Angst oft körperlich, in vielen unterschiedlichen Symptomen. Dann sagen wir »Das Herzrasen ist die Angst«. Aber die Symptome, die wir spüren, wenn wir Angst empfinden, sind nicht die Angst! Sie ist nicht der Schwindel oder das Schwitzen, nicht der Druck auf der Brust oder das schnell schlagende Herz. Das sind alles Auswirkungen, Reaktionen auf Angst, das ist sie nicht selbst. Indem wir uns mit ihr als Fremdkörper oder körperlichem Symptom beschäftigen, lenken wir unsere gesamte Aufmerksamkeit auf das Problem – als etwas, das nicht Teil von uns ist. Unsere Konzentration fokussiert sich allein auf das Ablehnen oder Abwehren dieses Fremden und Ungewollten. Das Ziel ist das Vermeiden von Angstgefühlen oder Situationen, die uns mit Angst konfrontieren. Auf diese Weise bekommt sie allerdings immer mehr Macht über uns und wir empfinden sie als Gefahr. Durch die Personifizierung geben wir ihr eine Rolle, eine Position und eine ganz besondere Bedeutung. Angst wird zu etwas, das als ein Störfaktor, ein Eindringling oder eine Bedrohung in unser Leben kommt. Und so suchen wir, basierend auf dieser Wahrnehmung, auch im Außen nach der Lösung für dieses Problem. Und während wir vielleicht schon wissen, dass es wichtig ist, die Angst erst einmal anzunehmen, schaffen wir dies nicht: Wie sollen wir etwas annehmen, das wir als lebensbedrohlich empfinden? Das ist schier unmöglich.

Doch Angst ist weder eine Sache noch eine Krankheit, geschweige denn eine Person. Sie ist kein böser Geist und kein Dämon.

Aber was ist sie dann?

Angst ist zunächst einmal eine der Basisemotionen des Menschen, zu denen laut der Emotionstheorie des Psychologen Paul Ekmann noch

Freude, Trauer, Wut, Überraschung und Ekel gehören. Diese menschlichen Primäremotionen entstehen unwillkürlich und schnell und dauern in der Regel nur kurz an. Der strukturalistische Emotionsansatz geht davon aus, dass Basisemotionen angeboren sind und jeweils mit einem spezifischen Erleben, einem ganz bestimmten Ausdrucksverhalten und konkreten, bei allen Menschen zu beobachtenden physiologischen Reaktionen verknüpft sind. Da diese Basisemotionen im ältesten Teil des Gehirns, dem Limbischen System, entstehen, sind sie – im Gegensatz zu Gefühlen – durch Gedanken nur schwer zu beeinflussen. Viele Menschen versuchen einem Gegenüber, das Angst oder Panik erlebt, mit sehr klugen und rational richtigen Ratschlägen zur Seite zu stehen: »Das ist doch gar nicht schlimm!« oder »Dir kann doch gar nichts passieren, wovor hast du denn Angst?« Wie gut diese Ratschläge und Kommentare auch gemeint sein mögen, sie bringen rein gar nichts. Uns kann rational sehr wohl bewusst sein, dass in diesem Moment keine reale Gefahr droht oder dass wir nicht todkrank sind, wir spüren die Symptome der Angst trotzdem – da hilft kein logisches Denken. Das liegt auch daran, dass sie nun mal ein Warnsignal unserer Psyche ist. Wir reagieren mit Angst auf Reize, die wir aufgrund akuter Gefahr wahrnehmen oder auf solche, die uns an individuelle Erfahrungen erinnern. Unser Überlebensinstinkt alarmiert uns mit der Emotion Angst. Sie soll uns dazu bringen, so zu handeln, dass wir etwas Schlimmes vermeiden können.

Angst ist aber, wenn man genauer hinsieht, ein Symptom unserer Psyche, wie Schmerz ein Symptom unseres Körpers ist. Der Schmerz dient dazu, uns zu verdeutlichen, dass es ein körperliches Defizit gibt, dem wir uns widmen sollten. Auch hier ist der Schmerz nicht die Ursache, sondern lediglich die Reaktion auf ein körperliches Problem. Genauso ist es bei der Angst auch. Sie ist, wenn sie sich nicht auf eine konkrete äußere Bedrohung bezieht, eine Reaktion auf ein emotionales Defizit oder eine vergangene Erfahrung. **Um die Angst zu verstehen, müssen wir also das dahinterliegende emotionale Problem oder das Ereignis in unserer Vergangenheit erkennen.** Doch diese Ursachen sind für uns oft nicht mehr greifbar, liegen sie doch meist viele Jahre zurück. Dann sind sie nicht mehr in unserem Bewusstsein präsent, sondern im Unterbewusstsein verborgen. Das heißt, wir erinnern uns nicht mehr an sie und erkennen sie nicht als Auslöser. Vergleichen wir das noch einmal mit einer körperlichen Symptomatik. Stell dir vor, du hast als Kind einen Unfall gehabt und dich am Knie verletzt. Diese Verletzung war nicht so schlimm, dass du anhaltende Schmerzen oder eine Behinderung davongetragen hättest. Dennoch hat sie ihre Spuren in deinem Körper hinterlassen – unbemerkt. Nicht lange nach dem Unfall ist diese Verletzung vergessen, du hast gelernt, das Knie nicht zu sehr zu belasten, du gehst in eine Schonhaltung und lebst dein Leben weiter. Doch diese Schonhaltung hat ihre Wirkung auf deinen Körper und eines Tages beginnen dir die Hüfte, das Knie und der Rücken wehzutun. Du hast keine Ahnung, warum du plötzlich diese Schmerzen hast. Um deine Beschwerde zu heilen, reicht es nun nicht, diese Symptome zu behandeln. Es ist notwendig, den Körper als ein Ganzes zu sehen. In diesem Fall geht es darum, die Knieverletzung in deiner Kindheit als Ursache zu erkennen und die dadurch entstandene Schonhaltung und deren Wirkung auf den Rest des Körpers ebenfalls wahrzunehmen.

Genau so müssen wir die Angst betrachten und versuchen herauszufinden, auf welche Ursache wir mit ihr reagieren.

Die Programme unserer Prägungen

Erlebnisse lösen in uns Emotionen, Gefühle und Gedanken aus. Diese speichert das Gehirn zusammen mit dem Ereignis selbst als Erfahrung ab. Wie ein Computer. Alles, was wir erleben, wird auf unserer Festplatte gespeichert. Basierend auf diesen gespeicherten Erfahrungen werden dann bestimmte Programme geschrieben, um ähnliche Ereignisse in Zukunft direkt erkennen zu können, sie gezielt zu suchen oder zu vermeiden. Diese Programme lenken uns unbewusst und geben uns vor, wie wir zukünftig reagieren. So wird das Gefühl der Sicherheit gespeichert, wenn die Mutter uns als Kind tröstet oder auch das Gefühl von Ablehnung und Hilflosigkeit, wenn die Mutter uns ignoriert oder nicht beachtet, uns keine Liebe schenkt. Und wenn uns später etwas an diese gespeicherten Erfahrungen erinnert, werden die dazugehörigen Gefühle und das entsprechende Programm aktiviert. Wenn uns also beispielsweise das Verhalten eines anderen Menschen an die Ablehnung der eigenen Mutter erinnert, wird das Gefühl von Hilflosigkeit aktiviert und die Handlungsanweisung ist jene, die uns als Kind geholfen hat: verstecken!

So ist jede instinktive Reaktion von uns, jedes spontane Gefühl und jedes unbewusste Verhaltensmuster eine Spiegelung unserer Erfahrung, Erziehung und Prägung.

Angst ist genauso eine Reaktion auf Erfahrung – und dabei müssen wir die Erfahrung noch nicht einmal selbst gemacht haben, es reicht schon, dass unsere Eltern oder ihre Eltern sie erlebt haben. So kann Angst von Generation zu Generation unbewusst weitergegeben werden.

Wer seine Angst erlebt, sie begreift und ihre Hintergründe verstehen lernt, kann aus Angst etwas sehr Wichtiges und Tolles machen: einen Lehrmeister, eine Chance, sich von unbewusstem und destruktivem Verhalten aufgrund der eigenen Prägungen zu lösen. **Der Lehrmeister Angst hilft uns, nicht länger ein Spielball unserer Vergangenheit zu sein, sondern die Welt neu und unvoreingenommen entdecken und erfahren zu können.**

Unsere Glaubenssätze sind dabei ein sehr hilfreicher Wegweiser. Glauben hat hier nichts mit Religion oder Kirche zu tun, sondern nur damit, welche Überzeugungen wir über uns und andere haben. Das, woran wir glauben, ist unsere Realität. Woran wir nicht glauben, das können wir nicht tun oder annehmen. Wenn ich nicht an Geld glaube, werde ich nicht danach streben, welches zu verdienen. Wenn ich nicht an die Liebe glaube, werde ich sie nicht erleben können. Glaube ich durch bestimmte Erfahrungen in meiner Kindheit, dass ich abgelehnt werde, weil ich »nicht richtig« bin, ist das ein Glaubenssatz, der meine Gegenwart beeinflusst und ich werde in allem, was mir begegnet und mich auch nur ansatzweise an diese Erfahrung erinnert, mit dem Gefühl des Abgelehnt-Seins reagieren. **Was ich glaube, prägt meine Wahrnehmung, so lange, bis ich meinen Glauben an mich, an die Menschen und an die Welt ändere.** Denn das ist das Schöne, eine der wichtigsten Eigenschaften des Menschen: die Fähigkeit zur Veränderung. Ein Mensch kann allein durch eine Entscheidung sein gesamtes Leben und seine Wahrnehmung ändern. Genau um diese Veränderung geht es in diesem Buch. Es geht um die Möglichkeit, alles neu zu definieren, alles zu hinterfragen und neu zu glauben. Zu lernen, dass nichts von dem, was wir heute empfinden, in Stein gemeißelt ist und für die Ewigkeit andauern muss.

»Wo wir herkommen, können wir nicht mehr ändern, doch wo wir hingehen, liegt in unserer Hand.«

Die prägendste Angsterfahrung

Es gab, wie ich schon erwähnte, sehr viele Angsterlebnisse in meinem Leben, die schließlich zu meiner intensiven inneren Arbeit führten. Aber ein Ereignis ist hier – vor allem im Rückblick – ganz entscheidend. Denn es veränderte meine Sicht auf mich und die Welt, ja, meine komplette Wahrnehmung.

Ich weiß nicht mehr, welcher Wochentag es war. Ich lebte zu dieser Zeit in Berlin und war nachts fast immer unterwegs. An diesem Tag war ich erst nachmittags vom Feiern nach Hause gekommen, es muss zwischen 14 und 15 Uhr gewesen sein. Ich legte mich hin und versuchte zu schlafen. Mitten in der Nacht wachte ich auf. In eisiger Kälte. Die Heizung in meiner Wohnung war kaputt. Es war so kalt, dass ich kaum wagte, mich zu bewegen. Doch da ich dringend auf die Toilette musste, zwang ich mich aus dem Bett und schlurfte ins Badezimmer. Ich merkte den Alkohol der vergangenen Party. Beim Aufstehen war mir wahnsinnig schwindelig. Ich setzte mich auf die Toilette. Alles drehte sich. Ich wollte wieder aufstehen. Doch meine Beine waren wie Gummi. Ich kippte einfach vorneüber. Und landete auf den kalten Fliesen. Ich hatte nur eine Unterhose und ein T-Shirt an und die Kälte des Bodens klatsche mir entgegen wie eine Ohrfeige.

Ich war erschrocken, fragte mich, warum ich gestürzt war. Mein Herz fing an zu pochen. So schnell, dass ich dachte, es müsse gleich platzen. Und da kam die Angst, so stark und plötzlich, dass sie mich lähmte. Ich konnte mich nicht bewegen, aber zitterte am ganzen Körper. Ich bekam keine Luft. Mein Herz raste, ich schwitzte, obwohl mir eiskalt war. »Jetzt werde ich sterben«, das war der einzige Gedanke, der durch meinen Kopf jagte, immer wieder und wieder, immer schneller und schneller. »Ich werde sterben.« Ich wollte um Hilfe rufen, doch wie in einem Albtraum, in dem man schreien möchte, es aber nicht kann, kam kein Ton über meine Lippen. Mein Blickfeld wurde immer enger und die Ränder wurden langsam schwarz. Ich wusste, wenn diese Schwärze mich komplett überkommen würde, wäre es vorbei.

Ich begriff zu diesem Zeitpunkt noch nicht, was ich da erlebte. Es war für mich eine reale Todesgefahr, ganz greifbar und echt. Dabei war es Angst in ihrer intensivsten Form.

Ich spürte die Ohnmacht kommen und ich war mir sicher, jetzt war es so weit, das war das Ende. Doch dann kam diese Stimme, ein verzweifelter Schrei aus meinem tiefsten Inneren: »Nein, ich will nicht sterben, ich will leben, und das werde ich auch, ich gebe nicht auf!« Eine irrsinnige Wut machte sich in mir breit. Wut und Hass auf die Hindernisse und Zurückweisungen meines Lebens, Wut auf diese Situation, auf meine Hilflosigkeit. Es war eine große Kraft, die in mir wach wurde, ein heftiger Widerstand. Ich merkte, wie sich dadurch wieder etwas in mir regte und die Lähmung ein bisschen nachließ. Ich versuchte, meinen Geist zu kontrollieren, versuchte, mich an etwas festzuhalten, was ich kontrollieren konnte. Ich versuchte, einen Gedanken zu fassen: Was passiert hier gerade? Was könnte das sein? Eine Überreaktionen auf Drogen? Nein, das konnte nicht sein. Ich nahm zu diesem Zeitpunkt keine harten Drogen mehr. Was ich dagegen tat, war zu kiffen. Und zwar täglich. Ich hatte in meiner Vergangenheit schon diverse Abstürze mit Marihuana oder Haschisch erlebt – nicht schön, aber nicht mit dem zu vergleichen, was ich gerade erlebte. Ich hatte noch nie eine Reaktion auf einen Joint Stunden nach dem Konsum. Das konnte es nicht sein. War das etwa ein Herzinfarkt oder ein Schlaganfall? Ich wusste es nicht. Ich wusste nur, ich würde aufstehen müssen, ich kühlte sonst aus. Also begann ich, mich auf das zu konzentrieren, was ich kannte: meinen Willen und meine Kraft. Das waren die einzigen Dinge, auf die ich immer bauen konnte. Mein Überlebenswillen wurde stark. Zitternd vor Kälte und Panik versuchte ich, mich über den Boden zu ziehen, Stück für Stück. Das gelang mir. Je mehr ich mich gegen diese lähmende Starre stellte, desto mehr merkte ich, dass ich mich langsam bewegen konnte. Ich hörte meine Mutter in meinem Kopf zu mir sprechen und ganz plötzlich war da dieser eine, so wichtige Satz. Dieser Satz, der alles veränderte und bis heute einer der wichtigsten Grundpfeiler meines Lebens ist: »**Alles in diesem Universum hat ein Ende. Alles, ausnahmslos.**«

Meine Mutter hatte dies einmal zu mir gesagt, als ich noch klein war. In diesem Augenblick auf den kalten Fliesen meines Badezimmers in Berlin hatte ich nun plötzlich wieder diese Worte im Kopf. Und jetzt machten sie auf einmal Sinn. Gaben mir Trost. Ich lag da und sagte mir immer wieder diesen Satz: »Alles in diesem Universum hat ein Ende. Alles, ausnahmslos.« Ich habe aus der Intuition, unserer wichtigsten Eigenschaft und Gabe, gehandelt und mich durch diesen Satz von der Angst und den Todesgedanken abgelenkt und beruhigt. Mein System verließ langsam den Panikmodus. Ich hatte es bereits bis zum Bett geschafft. Ich verkroch mich unter die Decke, um schließlich, zitternd vor Anstrengungen und Kälte, einzuschlafen, und erst 17 Stunden später wieder aufzuwachen.

Die Angst wird Teil meines Lebens

Nach diesem Erlebnis war nichts mehr wie zuvor. Die Angst hatte die Tür in mein Leben geöffnet. Meine Hoffnung, dass sie ein Kurzzeitgast war und es sich bei der Panikattacke um ein einmaliges Erlebnis gehandelt hatte, wurde schnell zerschlagen. Die Angst hatte in meinem Leben Platz genommen und blieb. Und mit ihr hatte sich noch etwas Altbekanntes und Verhasstes wieder in mir breit gemacht: die Erfahrung, schwach und hilflos zu sein. Diese stand gegen alles, was ich sein wollte! Ich war stark und wild, nicht schwach und zerbrechlich! Und so verdrängte ich das Geschehen, wollte einfach weitermachen wie zuvor. Bis ich wieder einen Joint rauchte und mir die Angst erneut fett grinsend ins Gesicht sprang. Das Zittern kam sofort wieder, der Schwindel und der Tunnelblick. Ich schob alles auf das Kiffen und nahm mir vor, damit erst einmal aufzuhören.

In den folgenden Monaten rannte ich zu unzähligen Ärzten und ließ mich von oben bis unten durchchecken: das Herz, den Kopf, immer wieder Blutbilder und Ultraschall – nichts. Niemand konnte auch nur das Geringste finden. Dennoch ging es mir immer schlechter. Ich tat alles, was mir in irgendeiner Weise nützlich schien im Kampf gegen die Angst und die Ohnmacht, die sie mit sich brachte. Ich hörte auf zu kiffen, trank für sehr lange Zeit keinen Alkohol mehr, nahm nie wieder harte Drogen und verzichtete auf Kaffee. Ich nahm nichts mehr zu mir, von dem ich befürchten musste, dass es Angst und Panik auslösen könnte. Doch es nützte nichts. Alles war plötzlich gefährlich und eine ernste Bedrohung. Ich entwickelte Phobien und nackte Panik vor dem Tod, der mir in Tausenden von Situationen zu begegnen schien. Erst 20 Jahre nach dieser ersten Angsterfahrung sollte ich tatsächlich eine Begegnung mit dem Tod erleben, doch davon erzähle ich später.

Ich erinnere mich heute noch, wenn ich dies schreibe, an diese erste Angsterfahrung in meinem Berliner Badezimmer so deutlich, als wäre sie gestern gewesen. Und ich blicke zurück auf diese lange Reise, die danach kam, die nun hinter mir liegt. Auf so viele Erlebnisse, Erfahrungen und Erkenntnisse, für die ich unendlich dankbar bin. Denn eines weiß ich genau: Diese Panikattacke in der kalten Winternacht hat mein Leben gerettet. Ohne diese Angst hätte ich niemals mein ganzes Leben so auf den Kopf gestellt, wie ich es getan habe, wäre niemals diesen Weg gegangen, hätte mich niemals so sehr mit meinen alten Wunden auseinandergesetzt. Ich wäre heute nicht der Mensch, der ich bin und ich würde nicht all das Wissen in mir tragen, das ich heute habe. Danke Angst für die Rettung meines Lebens!

ZWEIFEL

DIE SAAT DER ANGST

ZWEIFEL

Die ständige Präsenz des Mangels

Die ganz klare Nummer eins in der Liste der Angst ist für mich der Zweifel. Nicht, weil der Zweifel die stärkste der Angstempfindungen ist, sondern die häufigste. **Zweifel ist die ständige Präsenz des Mangels in unserem Leben. Er ist der kleine Tropfen, der einen See voller Vertrauen vergiftet.** Zweifel ist so allgegenwärtig in unserer Welt, dass wir ihn bereits als natürlich und normal betrachten. Wir zweifeln an der Treue unseres Partners oder daran, ob er oder sie wirklich zu uns passt. Wir stellen die Sinnhaftigkeit unseres Jobs infrage oder sind verunsichert, ob der Chef uns überhaupt wahrnimmt. Wir zweifeln an dem Sinn unseres Lebens und an unseren Lebensumständen. Wir glauben nicht, dass wir jemals Wohlstand erreichen oder befürchten, ihn nicht erhalten zu können. Aber vor allem zweifeln wir an uns selbst.

Aber woher kommt dieses nagende Gefühl der Verunsicherung? Der Selbstzweifel ist eine Reaktion auf Erfahrungen von Ablehnung, Ausgrenzung und wiederholter Zurückweisung. Kein Kind kommt mit Selbstzweifeln auf die Welt. Den Zweifel an seinem Wert lernt es durch die Reaktionen seines Umfelds, durch Bestrafung, durch Beleidigungen, durch den Mangel an Liebe, durch den ständigen körperlichen und leistungsorientierten Vergleich mit anderen. Zweifel wird zudem auch häufig subtil weitergegeben – ein sehr unsicherer Elternteil prägt beispielsweise sein Kind negativ in Bezug auf dessen Selbstwert, selbst wenn er oder sie nie ein Wort über die eigenen Zweifel verliert. Als Kinder können wir diesen Einflüssen nicht entkommen. **Welches Kind sagt sich schon: »Na, wenn meine Eltern nicht für mich da sind, dann liebe ich mich halt selbst.«** Das wird nicht geschehen. Denn als Kinder sind wir körperlich und seelisch abhängig von anderen Menschen und brauchen diese als Vorbilder. Wenn aber das natürliche Bedürfnis nach Liebe enttäuscht wird und die eigene bedingungslose Liebe zu den Eltern mit Ablehnung beantwortet wird, entstehen Risse in der Seele eines Kindes. Diese Risse werden zu Zweifeln, Zweifeln an der natürlichen Ordnung der Dinge, an der Liebe an sich und an unserer ursprünglichen Vollkommenheit – die für uns zuvor nämlich noch ganz selbstverständlich war. Dann wird auf dem Kind auch noch alles abgeladen, was andere Menschen, vor allem die Bezugspersonen, so denken und selbst gelernt haben. Die Ängste, die Wut und Enttäuschung der Eltern, deren Überforderung, all das nistet sich in dem Kind ein. Und irgendwann ist eine traurige Kopie derer entstanden, die das Kind gebrochen und nach dem eigenen Willen und Mangelempfinden wieder zusammengesetzt und geformt haben. Denn nichts anderes ist Erziehung. Wir ziehen das Kind bewusst oder unbewusst dahin, wo wir glauben, dass es richtig ist. Und richtig ist eben für jeden das, was er selbst erfahren hat – solange er diese Dinge nicht reflektiert und seine Überzeugungen aktiv ändert.

Als Erwachsene lernen wir dann immer neue Bewertungssysteme kennen, die unseren Selbstzweifel nähren. Bewertungssysteme, die uns täglich vorschreiben, wie man schön und erfolgreich ist, welche Dinge modern oder überholt sind, was angemessen ist und was nicht, wie man sich als Frau oder Mann zu geben hat. Wir lernen, was man als gute Mutter oder guter Vater zu tun hat, welche Geschlechterrollen passen und welche falsch sind, welche Leistung wir zu bringen haben, um ein guter Mensch und ein produktives Mitglied dieser Gesellschaft zu sein. Durch all dies entstehen immer neue Zweifel. Jeder kennt sie: Zweifel an den eigenen Fähigkeiten, am eigenen Körper, an der eigenen Liebenswürdigkeit, an der eigenen Stellung in der Gesellschaft.

Unser Bewusstsein versucht, die Scherben unserer Seele im Laufe des Lebens so gut es geht zusammenzuflicken und die Brüche zu kitten. Wie schon erwähnt entwickeln wir dazu bestimmte automatisierte Programme. Wir gewöhnen uns Verhaltensmuster an, die uns schützen sollen. Und vergessen über die Jahre oft, warum wir eigentlich einst mit diesem Verhalten begonnen haben. Wir folgen diesen Programmen, weil wir tatsächlich tief im Inneren glauben, nicht anders überleben zu können. Wir wissen ganz einfach nicht, wie wir sonst mit Vergleich, Ablehnung und dem Schmerz, der dadurch entsteht, umgehen sollen. Im Inneren sind wir an dieser

Stelle dann weiterhin Kinder, die nicht die Reife und Reflexionsfähigkeit eines Erwachsenen besitzen. Doch so ein Leben kann nicht auf Dauer gut gehen, eines Tages werden die Brüche zu groß und alles zerbricht.

»Ich bin nicht genug.«

Ich kenne Selbstzweifel sehr gut, haben sie mich doch jahrzehntelang schwer belastet – egal, was ich tat oder erreichte, egal, wie viele Menschen mir sagten, wie gut ich als Schauspieler arbeite oder wie sympathisch sie meine Person fanden. Es war nie genug, nie wirklich gut, was ich machte. Für mich war es immer fehlerhaft und alles, was ich schaffte, nur okay. Auch suchte ich ständig den Vergleich mit anderen: Wer macht was? Wer gewinnt welchen Preis? Warum nicht ich?

Es gibt nichts Schlimmeres in der Schauspielbranche, als nicht zu arbeiten, keine Rollen zu bekommen, nicht erfolgreich zu sein. Jeder will gesehen werden, jeder will ein Stück vom Kuchen des Ruhms. Wenn man gefragt und erfolgreich ist, will jeder dein Freund sein, alle Türen stehen dir offen. Du erhältst Aufmerksamkeit und Lob, wo du nur hinschaust. Aber wenn der Erfolg nachlässt und man keine Rollen mehr bekommt, verschwinden der Glanz und die Anziehungskraft schnell. Jeder will sich mit den Leuchtenden umgeben, den offensichtlich Erfolgreichen und Begehrten. Deshalb geben die wenigsten in dieser Branche offen zu, wenn sie sich vor existenziellen Problemen sehen. Das ist besonders unter Schauspielern so. Jeder will gemocht und besetzt werden. Ein Maskenball der Eitelkeiten. Gerade in der Medienwelt geht es immer um Image und Zugehörigkeit zu den Gefeierten.

Ich habe 20 Jahre in dieser Branche gearbeitet. Wenn ich hingefallen bin, bin ich wieder aufgestanden. Auch in schwierigen Zeiten habe ich mich in den tobenden Wellen über Wasser gehalten, all meine Fähigkeiten ausgeschöpft und mir immer etwas Neues einfallen lassen. Niemals aus der Bewegung kommen – so meine Devise.

Wenn das passiert, gehst du unter und wirst vergessen, bist raus. So dachte ich damals. Ich war laut, schrill und habe alles getan, um gesehen zu werden. Ich habe mich bis zum mehrfachen Burn-out getrieben. Immer schneller, höher und weiter, egal, wie hoch und weit ich kam, gab es doch nur immer ein noch höheres Ziel. Es war nie genug, um Zufriedenheit oder Entspannung zu erleben. Nach dem Film ist vor dem Film! Nach der Show ist vor der Show! Was kommt als Nächstes? Wie halte ich meine Position? Wie komme ich weiter? All dieses Rennen, das Immer-präsent-Sein, die Angst, unterzugehen und nicht gesehen zu werden, hat mich komplett ausgelaugt und unter massiven Druck gesetzt.

Nichts von dem, was ich tat, oder wie es mir ging, war die Schuld der Branche oder der Menschen in diesem Spiel. Verantwortlich sind nicht die Oberflächlichkeit und der Leistungsdruck, nicht die Schnelllebigkeit, das Schubladendenken und die mangelnde Diversität oder der menschliche Umgang – es ist ausnahmslos meine eigene Verantwortung, dass ich mich in diesem Spiel so verhalten habe. Denn ich habe all das freiwillig getan. Niemand hat mich dazu gezwungen – außer meine Selbstzweifel, mein Minderwertigkeitsgefühl und der Mangel an Selbstliebe, den ich in mir trug. **Ich hätte all meine Erfolge und die außergewöhnlichen Chancen und Erlebnisse auch ganz anders wahrnehmen und erleben können. Doch durch meine kindliche Prägung war ich schlichtweg blind für das, was ich hatte: eine große Fülle und unendlich viele Chancen, die mir das Leben schenkte.**

Doch was hatte mich zu diesem Verhalten getrieben? Was hatte mich derart geprägt, dass diese Selbstzweifel so groß werden konnten? Was genau hatte mich als Kind zerbrochen?

Die ersten Risse: Da und nicht gewollt

Ich bin in Freiburg geboren und das jüngste von drei Kindern. Zum Zeitpunkt meiner Geburt waren meine Eltern zwar noch verheiratet, aber nicht mehr wirklich ein Paar. Mein Vater wollte nicht noch ein Kind und war absolut gegen diese Schwangerschaft. Die Beziehung meiner Eltern war zu diesem Zeitpunkt bereits extrem schwierig. Eigentlich war mein Vater nie da, er lebte schon nicht mehr bei uns. Wo er war und warum er nicht da war, wusste ich nicht. Als ganz kleines Kind hatte ich Angst vor meinem Vater. Nicht, weil er mir körperlich etwas angetan hätte. Es war diese gereizte Stimmung, die er in sich trug, wie ich heute sagen würde: eine ständige Haltung des Vorwurfs. Natürlich weiß ich heute, als erwachsener Mensch, dass die Spannungen zwischen meinen Eltern die Ursache dafür waren. Ich erinnere mich an viele Wochenenden, die meine Geschwister und ich auf meinen Vater wartend verbrachten. An einem dieser Wochenenden saß ich am Fenster und schaute auf die Straße. Ich hoffte so sehr, er würde kommen. Stundenlang. Diese Hilflosigkeit erlebte ich immer wieder und ich hasste dieses Gefühl, vergessen worden zu sein.

Die Beziehung zu meinem Vater blieb meine ganze Kindheit und Jugend schwierig. Schwierig in dem Sinne, als dass ich meinen Vater sehr gebraucht hätte und er schlicht und einfach nicht für mich da war. Ja, er trug seinen finanziellen Teil bei und es gab ein paar Geburtstage, bei denen er anwesend war, aber das war es auch. Mein Vater ist der Portugiese in meinem kulturellen Cocktail, meine Mutter die Deutsche. Ich hätte einen Vater gebraucht, der mich meinem portugiesischen Erbe näherbringt, mir die Sprache beibringt und das portugiesische Leben zeigt. Ohne Zugang zu dieser Kultur, ohne eine Zugehörigkeit, habe ich mich mein Leben lang fremd gefühlt – in Deutschland als Portugiese und in Portugal als Deutscher. Es entsteht eine Leere, ein Gefühl, nicht wirklich ganz dazuzugehören, wenn man nicht weiß, wer man ist und wo die eigenen Wurzeln sind.

Wenn ich mir das Klassenfoto meiner ersten Klasse ansehe, muss ich feststellen, dass es wirklich ausschließlich rein deutsch aussehende Kinder in der Klasse gab. Auch wenn ich halb deutsch bin, sehe ich nicht so aus und das war schon mal das erste Problem in meinem Leben, der erste kleine Riss in meiner Selbstwahrnehmung.

Als Erwachsener kann man lernen, dass nirgends dazuzugehören eine große Freiheit ist, dass man selbst entscheiden kann, zu was oder wem man gehören möchte, oder eben nicht. Anders zu sein, nie der Masse zu entsprechen kann bedeuten, dass man einzigartig ist. In der Kindheit ist das anders. Kinder brauchen Zugehörigkeit. Wenn sie sich anders fühlen als die anderen, wenn sie Ausgrenzung und Ablehnung erfahren, entwickeln Kinder Probleme mit der eigenen Wahrnehmung. Denn Kinder beziehen die Welt und ihre Reaktionen immer auf sich. Kinder können nicht rational analysieren und Situationen souverän bewerten, um zu verstehen, dass nicht sie selbst der Grund der erlebten Ablehnung sind, sondern das Gegenüber ein Problem hat. Das können die meisten Menschen leider noch nicht einmal als Erwachsene.

Ich habe schon auf dem Spielplatz gemerkt, dass die anderen Kinder anders waren. Sie hatten alle Väter, ich nicht. Keinen Vater zu haben war in den 1980er-Jahren noch nicht so normal, wie es das vielleicht heute ist. Ich war der Einzige in meinem gesamten Umfeld. Ich habe mich oft geschämt, wenn das Thema Vater unter den Kindern aufkam. Deshalb habe ich begonnen, immer wildere Geschichten zu erfinden, warum mein Vater nicht da war. Natürlich haben die Kinder gemerkt, dass ich lüge. Wessen Vater ist schon Kapitän auf einem Schiff, Forscher, Tiertrainer und arbeitet beim Zirkus? Mein Vater war in Wirklichkeit Arzt, was ja tatsächlich ein angesehener Beruf ist, nur wusste ich das als Kind nicht. Arzt erschien mir einfach nicht so cool wie Zirkusdirektor oder Feuerspucker. Ich konnte mir meine Geschichten nie merken und so erzählte ich immer etwas anderes, was gerade zu dem passte, was ich spielte oder was mir in meiner kindlichen Welt begegnet war. Die Kinder nannten mich einen Lügner und sogar Eltern kamen und sagten, ich solle nicht solchen Unsinn verbreiten. Ich erinnere mich noch, wie es einmal zu einem Streit kam, als ich wieder eine solche Geschichte erzählte. Mein bester Freund, dessen großer Bruder und ein anderer Junge lachten mich aus. Der Bruder meines Freundes sagte »Du erzählst nur Lügen!«. Ich verteidigte mich und schrie, dass das nicht wahr sei. Ich wollte wieder anfangen, irgendeine Geschichte zu erzählen, da schrie der Junge: «Du hast gar keinen Vater! Der hat euch verlassen! Der will dich gar nicht.« Ich fühle noch heute diese Ohnmacht und Wut dieses Augenblicks. Ich ging auf ihn los. Obwohl er sicher 2 oder 3 Jahre älter war als ich. Natürlich war ich ihm körperlich unterlegen. Er schubste mich in den Sand und setzte sich auf mich. Ich wehrte mich, ich trat und versuchte, mich zu befreien. Doch da kam der andere Junge und hielt mich fest. Sie forderten meinen besten Freund auf, mir das Lügenmaul zu stopfen. Er zögerte nicht eine Sekunde. Das war das Schlimmste. Nicht der Sand, den er mir ins Gesicht rieb und in die Augen, sodass ich nichts mehr sehen konnte, nicht das Gefühl zu ersticken, durch das Gewicht der beiden Jungen – das alles war lächerlich gegen die Tatsache, dass mein bester Freund mich verraten hatte. Er hatte mir nicht geholfen, er hatte mich stattdessen sogar ausgelacht und gedemütigt. Ich konnte es einfach nicht glauben! Wir waren doch Freunde, beste Freunde!?!

Irgendwann ist jemand dazwischengegangen, wahrscheinlich irgendwelche Eltern. Auf dem Weg nach Hause fühlte ich mich entsetzlich verlassen, abgelehnt und wütend. Die Worte des Jungen hallten in meinem Kopf nach: »Dein Vater hat dich verlassen, der will dich nicht.« Das tat unendlich weh. Natürlich fragte ich mich: Warum hatte er mich verlassen? Aber noch viel entscheidender war die Frage, warum er mich nicht wollte. Es konnte darauf doch nur eine Antwort geben: Weil ich nicht gut bin, weil ich nicht richtig bin. Deshalb hat mein Vater mich nicht gewollt und mich verraten. Und deshalb hat auch mein bester Freund nicht zu mir gehalten. Wahrscheinlich war das der erste richtig große Riss in meiner Seele, ein mit der Zeit immer tiefer werdender Bruch in meiner Selbstwahrnehmung.

Nach diesem Vorfall haben mein Freund und ich bald wieder miteinander gespielt. Kinder vergessen schnell. Dennoch ist dieses Erlebnis bis heute präsent in mir und mit intensiven Emotionen verbunden. Diese Erfahrung des Verrats wiederholte sich dann immer wieder in meinem Leben: verraten vom Vater, von Freunden, später von Lehrern, Partnern und Freundinnen. **So entstehen Programme und Glaubenssätze: Dieses Ausgelacht- und Verratenwerden, dieses Nicht-dazugehören waren tiefe emotionale Trigger und immer, egal, wie alt ich war, wenn etwas diese Emotionen ansprach, reagierte ich auf die gleiche Weise. Und jeder neue Verrat, den ich erlebte, nährte den Glaubenssatz: »Ich bin nicht richtig.«**

Das System und ich

Es waren nicht nur das Vaterlos-Sein und mein südländisches Aussehen, das mich von anderen Kindern unterschied. Auch in meiner ganzen Art fiel ich schon früh aus der Reihe. Ich war wild und verträumt, meine Schuhe und mein Hosenstall immer offen. Ich war immer am Spielen, wie Pipi Langstrumpf oder Michel aus Lönneberga. Ich wollte nicht erwachsen werden. (Heute, wo ich es sein sollte, weiß ich auch, warum ich es nicht wollte, es ist ein ganz großer Mist! Das Erwachsensein in dieser Gesellschaft hat wenig Reizvolles.) Meine Verweigerung dem Erwachsenwerden gegenüber ging als Kind so weit, dass ich einfach nicht wachsen wollte. Ich war für mein Alter immer etwas hinterher, nicht schwächlich, aber einfach noch sehr kindlich und klein.

Ich habe mich eigentlich immer verkleidet und war immerzu draußen. Ich konnte stundenlang mit Tannenzapfen spielen, Seeschlachten inszenieren, mit Stöcken und Ästen ganze Welten erschaffen. Gerne verbachte ich meine Tage in unbeschwerter Träumerei. Der beste Ort in dieser Welt ist immer noch die Fantasie. Bis heute, würde ich sagen, ist meine Vorstellungskraft eine meiner stärksten Eigenschaften und Fähigkeiten. Lange war das anders. Meine Fantasie, meine eigene Sicht auf die Welt waren sehr viele Jahre der Anlass für Lehrer und Schulsysteme, mich auszugrenzen, mich zu verbiegen, zu diagnostizieren, zu belächeln, mir ganz klar zu zeigen, dass ich anders und so nicht richtig bin. Ich hatte immer schon diese andere Sicht auf die Bestimmungen dieser Welt, auf ihre starren Strukturen und Regeln. Dinge aus einer anderen Perspektive zu betrachten, zu hinterfragen, war für mich schon sehr früh selbstverständlich. Auf jedes »Das macht man nicht, das darf man nicht« kam von mir ein »Warum?«. Ohne einen nachvollziehbaren Grund war diese Aussage für mich nicht akzeptabel. Mit Schule, Leistung und Systemen konnte ich daher nie viel anfangen. Auch meine Mutter hat das alles bis heute nicht sehr unterstützt. Sie ist eher Hippie als Vorstadt-Mutti. Meine ganze Familie passte nicht in diese konservative Idylle des kleinen Freiburger Vororts. Es gab ständig Anfeindungen, von Nachbarn und Leuten aus dem Dorf.

Da meine Mutter auch das gängige Schulsystem infrage stellte, gingen meine Schwester und mein Bruder auf eine Waldorfschule. Ich erinnere mich noch an die schönen Weihnachtsfeiern und Theateraufführungen meiner Geschwister, die ich miterleben durfte, als ich noch ganz klein war. Ich habe die Atmosphäre in dieser Schule geliebt und ich habe mich sehr auf den Tag gefreut, an dem ich endlich auch auf diese Schule gehen dürfte. Weil meine Geschwister schon auf dieser Schule waren, galt grundsätzlich die Regel, dass das dritte Kind kostenfrei auf die Schule gehen darf. Als es darum ging, mich auf die erste Klasse vorzubereiten, teilte uns die Schule auf einmal die Auflage mit, dass ich eine »Begutachtung« für die 1. Klasse benötigte. Es hieß, die Klassen wären ziemlich voll und man müsste schauen, ob ich die Voraussetzungen hätte, um aufgenommen zu werden. Weder mein Bruder noch meine Schwester hatten sich einer solchen Sache unterziehen müssen. Aber für sie wurde ja auch gezahlt. Meine Mutter war sehr wütend über dieses Verhalten mir gegenüber, aber sie musste nachgeben und so gingen wir gemeinsam in die Schule, um diese Begutachtung über uns ergehen zu lassen. Es hieß, es ginge um ein Kennenlernen und darum, etwas zusammen zu spielen. Der Lehrer, der auf mich wartete, war ein Klischee-Waldorflehrer in Sandalen, ein Weihnachtsmann-Pädagoge aus dem Bilderbuch. Ich musste allein mit dem Rauschebart in ein Zimmer gehen, meine Mutter sollte draußen warten. In dem nach

Bienenwachs riechenden Raum mit Holzdielenboden und selbst gebasteltem Strohschmuck an den Fenstern wurde ich auf einen harten Stuhl gesetzt. Der Mann begann, mir in überaus weichem Ton Fragen zu stellen. Wie alt bist du? Was machst du am liebsten? Blablabla. Anfänglich gab ich mir Mühe, die Fragen des netten Märchenonkels zu beantworten, aber das wurde sehr schnell zu einer sehr monotonen Angelegenheit. Außerdem hatte man mir doch versprochen, dass wir etwas spielen würden.

Ich wurde zunehmend unruhig, ich weiß nicht, ob du diese aufsteigende beklemmende Unruhe kennst, die in einem wächst, wenn man zu etwas gezwungen wird? Dieses elende Gefühl, in einer sehr unbequemen Situation verharren zu müssen. Das war als Kind immer so, wenn ich am Sonntag mit meiner Oma in die Kirche gehen musste, die verdammten Bänke sind wahrscheinlich die unbequemsten in der gesamten Schöpfung. Man sitzt da, weil man muss und dieses fiese Gefühl von Unruhe überkommt einen, alles beginnt einem wehzutun, besonders der Rücken und der Hintern. Man ist gefangen, gezwungen, in einer Situation zu verweilen, die man nicht will.

In diesem Moment in dem Bienenwachsraum mit dem furchtbar guten Onkel wurde dieses Gefühl der Beklemmung in mir immer stärker. Fragen über Fragen. Ich wollte nicht mehr reden, ich wollte etwas machen! Ich fing an, auf meinem Stuhl herumzurutschen. Meine Unruhe ergriff jetzt meinen ganzen kleinen Körper. Am liebsten wäre ich aufgesprungen, um wild kreischend durch das Zimmer zu rennen. Bin ich aber nicht, leider: Ich wurde mit strengem Blick gefragt, ob ich nicht stillsitzen könne und da ich ein sehr ehrlicher kleiner Junge bin, äh, war, sagte ich natürlich: »Nein, das kann ich nicht, weil mir langweilig ist!« Ich denke, ab diesem Moment nahm das Elend seinen Lauf. Als nach einer gefühlten Ewigkeit Rasputin endlich mit dieser blöden Fragerei aufhörte und mir sehr unverhofft einen Ball zuwarf, um wahrscheinlich meine Reflexe zu testen, konnte ich mein Glück nicht fassen: ein Ball! Spielen! Endlich! Fantastisch! Da meine Reflexe schon im Kindesalter vom

ZWEIFEL

anderen Stern waren, fing ich den Ball sehr schnell und noch schneller warf ich ihn wieder zurück. Das Leben ist ja ein Geben und
Nehmen. Es sollte sich herausstellen, dass die Reflexe des Bärtigen
weniger gut waren. Der Ball knallte ihm mit voller Wucht ins Gesicht und katapultierte seine Brille in hohem Bogen durch die Luft.
Jetzt wurde sein Kopf knallrot. Er musste unglaublich wütend sein.
Doch wahrscheinlich hatten jahrzehntelanges Eurythmie-Training
die Nerven des Lehrers in armdicke Stahlseile verwandelt. Er sagte
keinen Ton. Er tat so, als wäre nichts geschehen. Ich entschuldigte
mich und versuchte, ganz lieb zu sein. Als zweite Herausforderung
bekam ich eine Kiste mit bunten Holzklötzen. Ich sollte »etwas
Schönes« daraus bauen, was auch immer ich wollte. Gesagt, getan!
Ich baute fleißig ein kleines Häuschen mit Dach und platzierte drei
unterschiedlich große Steine vor dem Haus. Beseelt schaute mir der
Lehrer zu und fragte mich dann, was ich da baue. Ich sagte ihm, dass
sei ein Haus und davor stünden der Vater, die Mutter und das Kind.
Er sah die gesamte heile Welt eines ungetrübten Kindertraums. Das
fand er wunderschön. Was er nicht sah, war der letzte Stein, den ich
in meiner Hand versteckt hielt und ihm erst jetzt zeigte. Er schaute
mich verwundert an und fragte, was das sei. Ich lächelte und sagte
mit kindlichem Stolz »eine Bombe« und ließ den Stein auf das Haus
fallen. Das war das Ende. Er packte mich am Kragen. In seinem Blick
standen blankes Entsetzen und eine irrsinnige Wut. Als sei der Teu-
fel persönlich in mich gefahren, zerrte er mich zu meiner Mutter.
Und dann sagte er etwas, das sich tief in meine Seele einbrannte,
mich mein ganzes Leben lang begleiten sollte und erst nach vielen Jahren intensiver Arbeit wieder gelöst werden konnte: »Dieses
Kind hat hier keinen Platz, sie sollten es in eine Sonderschule geben.
Der Junge ist verhaltensgestört!« Ich wusste nicht, was eine Sonderschule ist, ich wusste auch nicht, was das Wort verhaltensgestört
genau bedeutet. Aber eines war mir klar: Ich war falsch und durfte
nicht in die Schule meiner Geschwister, auf die ich mich so gefreut
hatte. Ich war anders und wieder wurde mir bestätigt, dass man
mich nicht will.

Warum ich das mit der Bombe gemacht hatte, war mir lange nicht klar. Ich habe viel darüber nachgedacht. Ich weiß, dass ich es nicht getan habe, um zu provozieren, oder um etwas Böses zu tun. Es war einfach in mir, es war für mich ganz natürlich, dass so etwas passiert. Und es zeigt auch einfach nur, dass ich schon als Kind nicht an die heile Familie glaubte. Sie war eine Lüge für mich. Ich hatte mich sehr auf die Schule gefreut, doch nach diesem Erlebnis wollte ich nicht mehr hin. Meine Mutter entschied daraufhin, dass ich erst im nächsten Jahr eingeschult werden sollte. Und dann kam ich auf die Grundschule unseres Ortes, eine ganz normale Grundschule der 80er-Jahre. Sie war von uns zu Hause mit dem Fahrrad zu erreichen. Das war praktisch, weil ich den Weg allein schaffte. Und eigentlich hat mir die Schule nach einer Zeit auch Spaß gemacht. Also nicht das im Klassenzimmer Rumsitzen, aber die Kinder, das Spielen und das Basteln waren cool. Auch hatte ich ein großes Interesse an allem, was mit der Natur zu tun hat. Ich war ein neugieriges Kind und insofern auch wissbegierig. So gesehen war Schule erst einmal ganz okay für mich. Wenn da nicht diese ganzen Regeln und der Leistungsanspruch gewesen wären. Zum Beispiel die Regel, dass man pünktlich zum Unterricht kommt, oder die, dass man sauber und ordentlich in sein Heft schreibt, die Regel, dass man wissen muss, wo die eigenen Sachen sind, dass man im Unterricht nicht spricht oder lacht, nicht aufsteht oder aus dem Fenster schaut, weil da ein Eichhörnchen ist.

Als ich in die erste Klasse kam, konnten meine Klassenkameraden schon ganz gut bis sehr gut lesen und ebenso rechnen. Davon war ich Lichtjahre entfernt. Aber warum sollte ich es denn auch schon können? Geht man nicht in die Schule, um Lesen und Schreiben zu lernen? Ich war noch längere Zeit ziemlich hinterher, was dies betraf. Ebenso fiel es mir schwer, mich in der Schule anzupassen.

Ich erinnere mich an eine Sache, die meine Lehrerin schier zur Weißglut trieb. Jeden Morgen, wenn wir in das Klassenzimmer kamen, leerte ich an meinem Platz meinen Schulranzen auf dem Boden aus und verteilte alle meine Sachen vor mir. Die Lehrerin machte das unglaublich wütend. Einmal schrie sie mich an, was das eigentlich solle! Und fragte mich, ob ich das zu Hause auch machen würde. Ich antwortete ihr wahrheitsgemäß mit: »Ja, das mache ich immer und überall.« Und das mache ich im Übrigen noch heute. Ich hasse es, Sachen in einer Tasche oder in einem Rucksack zu suchen. Das stundenlange Herumkramen, bis man endlich den Schlüssel oder den Stift gefunden hat, macht mich wahnsinnig, also leere ich alles aus und bekomme eine bessere Perspektive auf die Dinge – gerade von oben hat man einen guten Blick auf alles. Es ist so wichtig, in regelmäßigen Abständen die Perspektive auf feste Strukturen und Tatsachen zu ändern! Als ich Jahre später den Film »Der Club der toten Dichter« gesehen habe, und Robin Williams (Gott hab' ihn selig!) seine Schüler auf die Tische steigen ließ, damit sie ihre Perspektive auf die Welt, wie sie sie gewohnt waren, zu verändern, musste ich weinen. Ich fühlte mich endlich verstanden. Nichts anderes tat ich, als ich meinen Schulranzen damals ausleerte: eine neue Perspektive schaffen, um mich besser zurechtzufinden. Doch das hat meine Lehrerin nicht so gesehen. Ich sollte keine eigene Perspektive und Haltung finden, ich sollte mich anpassen. Ich sollte nicht hinterfragen. Ich sollte funktionieren. Wieder einmal wurde mein Verhalten als asozial und falsch eingestuft.

Die Stärken in unseren Schwächen

Schon in meinen ersten Schuljahren wurde ich psychologischen Tests unterzogen. Man wollte herausfinden, warum ich nicht so lesen und schreiben lernte wie andere. Ich verzichte hier lieber auf die Einzelheiten dieser Tests. Das Einzige, was dabei herauskam, war das nächste Stigma: außer »verhaltensgestört« war ich jetzt auch noch »Legastheniker«. Jetzt war das Blödmannsiegel perfekt! Zu allem Überfluss hat sich die Lehrerin vor die Klasse gestellt und breit erklärt, dass ich eine Lernstörung habe und deshalb nicht so mitkomme. Was vielleicht gut gemeint war, ging ziemlich nach hinten los, denn das Einzige, was bei meinen Klassenkameraden hängen blieb, war »Störung«. Was das zur Folge haben würde, war mir in der Sekunde klar: Ich würde bis ans Ende meiner Schultage geärgert werden! Wie ich es gehasst habe, wenn man nach vorne zum Lehrer musste, um vor der ganzen Klasse vorzulesen. Das war immer ein reiner Spießrutenlauf. Die Angst vor dem Gelächter der Klasse machte natürlich meine Anspannung und Unsicherheit nur noch größer. Ich hatte noch lange dieses Gelächter meiner Mitschüler im Ohr.

Die Angst vor dem Lesen blieb lange, selbst als Erwachsener hatte ich immer totale Angst, mich zu blamieren. Beim Film gibt es immer vor dem Dreh eine Leseprobe, mit allen Schauspielern, der Regie und allen weiteren wichtigen Vertretern. Man sitzt zusammen und liest laut das Drehbuch, jeder Schauspieler seine Rolle. Leseproben waren für mich immer ein einziger Horror! Denn natürlich wollte ich nicht, dass jemand herausfindet, dass ich nicht gut vor anderen lesen kann. Ich erinnere mich an eine dieser Leseproben, bei der der Regisseur richtig sauer auf mich wurde, weil ich die Zeilen nicht finden konnte, mich ständig verlas und stotterte. Er wertete mein Verhalten als Desinteresse und Unkonzentriertheit. Aber das war es ganz und gar nicht, im Gegenteil: Ich war einfach nur im totalen Angststress! Schon Tage vorher hatte ich Panik, konnte teilweise nächtelang nicht schlafen. Ich habe dann versucht, die Bücher immer so früh wie möglich zu bekommen, damit ich meine Texte auswendig lernen konnte. Durch das ewige Auswendiglernen habe ich heute einen Text nach einmaligem Lesen meistens schon im Kopf. Ein gutes Beispiel dafür, dass auch unsere Programme zum Kompensieren unserer Mängel eine positive Seite haben. **Wenn wir diese positiven Eigenschaften unserer Kompensationsmechanismen genauer betrachten, merken wir, dass in vielen unserer Schatten, also von uns abgelehnten Eigenarten und vermeintlichen Schwächen eigentlich große Stärken verborgen liegen.** Als ich mich nach Jahren daran gemacht habe, mich meinen Ängsten zu stellen, konnte ich feststellen, dass ich sehr wohl lesen kann, sehr gut sogar und schreiben klappt auch hervorragend – wenn ich keine Angst habe! Die Glaubenssätze »Ich kann nicht lesen und schreiben« oder »Ich bin dumm« haben mich lange in einer angenommenen Realität gehalten. Die Erfahrungen in meiner Schulzeit, nicht richtig und dumm zu sein, hatten sich wiederholt und über die Jahre dafür gesorgt, dass mein Selbstwert weiterhin am Boden war.

Die Basis meiner zerrütteten Selbstwahrnehmung war der Mangel an Erfolgs- und Bestätigungserlebnissen als Kind. Ich hatte viel zu selten die Möglichkeit, Selbstvertrauen aufzubauen. Dabei ist das für das Leben jedes Menschen entscheidend. Ohne das Erleben von Erfolg, das Erfahren der eigenen Fähigkeiten, kann ein Kind kein Vertrauen in sich selbst entwickeln. Ich hatte zwar eine liebende Mutter und tolle Geschwister, dennoch fehlte mir die Möglichkeit, meine Persönlichkeit im Positiven zu erfahren und das Erlebnis, etwas zu gestalten, in dem auch andere Wert sahen. In den Augen derer, die mich bewerteten, machte ich selten etwas besonders gut. Ich war zwar ein sehr sportlicher und kräftiger Junge, aber eben nicht für mein Alter. Ich musste die zweite Klasse wiederholen, so war ich dann, weil ich ja auch spät eingeschult worden war, zwei Jahre älter als die Kinder in meiner Kasse. Ich war in meiner Entwicklung genauso weit wie meine Klassenkameraden, nur dass ich eigentlich hätte zwei Jahre weiter sein müssen. Ich habe gerne Sport gemacht, aber bei den Wettkämpfen musste ich in meiner Altersklasse antreten, da war ich körperlich unterlegen. Und so habe ich nie erfahren, wie es ist, mal zu gewinnen, oder etwas richtig gut zu machen und gelobt zu werden.

Bis ich eine Entdeckung machte, die alles veränderte.

Ich muss etwa 11 Jahre alt gewesen sein. Meine Eltern waren bereits getrennt und ich lebte schon mit meiner Mutter und meinen Geschwistern in Portugal. Es gab in unserer Schule das erste Mal eine Projektwoche. Auf dem Zettel mit den verschiedenen Projekten, die man frei wählen durfte, fiel mir eines sofort ins Auge: das Theaterprojekt. Das klang nach etwas, das genau für mich passen könnte. Und genauso war es! Eine ganz neue Welt tat sich auf. Hier konnte ich meine Fantasie und meine Freude am Spielen endlich zu etwas nutzen. Ich blühte im wahrsten Sinne des Wortes auf! Zum ersten Mal hatte ich das Gefühl, etwas zu können. Die junge AG-Leiterin lobte mich und war begeistert, wie sehr ich in den Rollen aufging. Ich wollte nie wieder aufhören zu schauspielern! Leider war die Projektwoche und damit auch das Theaterprojekt nur einmal im Jahr. Dennoch hatte ich in einem kurzen Augenblick erlebt, was es bedeutete, etwas gut zu machen. Diese Erfahrung hat mir nicht mehr und nicht weniger als das Leben gerettet. Ich übertreibe nicht. Denn ich weiß, ohne diesen einen Funken von Glauben an meine Fähigkeiten wäre ich untergegangen. Ich wäre durchs Raster der Gesellschaft gefallen, das ist sicher.

Nur wenige Monate später nahm mein Leben dann die entscheidende Wendung. Ich war im Chor der Schule und die Chorleiterin hatte gute Kontakte zum Lissaboner Opernhaus Sao Carlos. Für die Aufführung von Sergei Prokofjew »Die Liebe zu den drei Orangen« wurde ein Kinderchor gesucht und wir wurden gefragt, wer von uns mitmachen möchte. Ich war Feuer und Flamme! Und riss sofort meinen Arm nach oben. Tatsächlich wurde ich ausgewählt. Das bekannteste Opernhaus Portugals und ich durfte dort spielen! Ich war im Himmel. Wir Kinder wurden alle mit den gleichen Masken ausgestattet und stellten eine Schar von kleinen Teufeln dar. Im Laufe der Proben gab es dann die Idee, dass drei Kinder drei wichtige Figuren des Stückes »in klein« darstellen sollten. Alle, die infrage kamen, durften vorführen, wie sie die Figur spielen würden, um sich auf die Rollen zu bewerben. Ich war wahnsinnig aufgeregt! Ich wollte das unbedingt! Im Chor waren wir alle gleich, aber jetzt konnte ich eine eigene Rolle bekommen! Beim Vorspielen gab ich alles, spielte, was das Zeug hält. Und wurde ausgewählt, die Titelfigur des Truffaldinos zu verkörpern. Ich durfte die coolste Figur im Stück spielen! Ich!!! Noch nie war ich so stolz auf mich. Und so glücklich.

Jeden Tag nach der Schule sind wir ins Opernhaus und haben geprobt. Alle um mich herum waren nett und verrückt, alle lustig. Das Stück war opulent und ich liebte unsere ausgefallenen Kostüme.

Aber ich bekam schnell heraus, dass es davon noch unendlich viele mehr in diesem Haus gab. Stundenlang stöberte und spielte ich dann auf den Dachböden und in den Requisitenkellern oder saß in der Maske und sah gebannt zu, wie die erwachsenen Sänger zurechtgemacht wurden. Diese Verwandlung mit Schminke und Perücke war für mich unwahrscheinlich beeindruckend. Ich wusste, hier bin ich richtig, das ist meine Welt, hier ist Magie, hier will ich für immer sein! Die gesamte Zeit an der Oper hat mein Leben in eine völlig neue Bahn gelenkt. Die Welt, die sich mir dort offenbarte, war wie ein anderer Planet für mich, einer, auf dem ich von der ersten Sekunde zu Hause war.

Nach diesem Erlebnis, der Zeit als Kind an der Oper, hat meine Reise zur Schauspielerei und zur Kunst begonnen. Und sie hält bis heute an. Nach diesem Erlebnis des Erfolges, nach der Erfahrung, was es bedeuten kann, wenn ein Saal mit 1000 Menschen mir, diesem kleinen Jungen zujubelte, der einfach nur das tut, was er am liebsten tut, war alles anders. Es ist unbeschreiblich, was es mit einer kleinen Seele machen kann, wenn sie die Rückmeldung bekommt, gut zu sein, etwas wirklich gut zu können. Diese Erfahrung war für mich lebensverändernd. Ich hatte etwas für mich entdeckt. Ich wusste plötzlich, ich war nicht allein auf dieser Welt! Es gab andere wie mich, ja sogar Erwachsene, die spielten und lustig waren! Urplötzlich waren all meine Schwächen meine Stärken! Meine Verspieltheit, meine »zu große Fantasie«, meine Eigensinnigkeit, meine Wildheit und meine ständige Lust auf Bewegung, all das war nicht mehr schwierig, verhaltensgestört und im Wege! Es war jetzt ganz genau das Richtige.

Ich trieb mich danach meine ganze Jugend über in Theater- und Tanzgruppen herum, machte Musik, spielte und tanzte. Die Kunst war das Einzige, das mir etwas gab. **Diese positiven Erfahrungen haben nicht den Mangel in mir gelöst, aber sie haben ein Gegengewicht geschaffen, das es mir möglich machte, mit dem Schmerz zu leben und ihn langsam aufzulösen.** Ich habe gelernt, dass es unendlich wichtig ist, gute und positive

Erfahrungen zu machen und diese zu speichern. Kleine Erfolge und Bestätigungen unserer Fähigkeiten lassen diese in uns wachsen und stärken unseren Glauben an uns selbst.

Verantwortung für die eigenen Zweifel übernehmen

Auch wenn ich in Schauspiel und Tanz nun mein Zuhause gefunden hatte und darin aufging, war meine Prägung natürlich nicht gelöscht. Meine in der Kindheit gemachten Erfahrungen und die daraus entwickelten Programme waren alle noch da. Sie trieben mich langsam, aber sicher in eine Abhängigkeit: Während ich mich anfangs noch völlig frei fühlte in der Theaterwelt und das Gefühl hatte, endlich ganz ich selbst sein zu können, glaubte ich irgendwann, doch etwas Bestimmtes sein zu müssen, um mir die Anerkennung weiterhin zu sichern. Ich glaubte, niemals schwach sein zu dürfen – und bezog doch jede Reaktion anderer auf mich und jeden Tiefschlag auf meinen Selbstwert. Aus dem Jubel und dem Lob der Fans habe ich viele Jahre mein Selbstwertgefühl gezogen. Meine Selbstwahrnehmung war unmittelbar an meine Arbeit und meinen Erfolg geknüpft. Ich war ein Sklave meines Selbstzweifels – süchtig nach Anerkennung und unfähig, frei und selbstbestimmt zu leben. Als der Erfolg immer mal wieder ausblieb, kamen auch die großen Selbstzweifel zurück. Ich brauchte die Anerkennung und den Zuspruch der anderen wie eine Droge – und doch war ich nie befriedigt. Denn mich selbst genauso zu lieben, wie ich bin, auch mit all meinen Schwächen, das hatte ich noch nicht gelernt.

Dass mein Vater mich als Kind nicht akzeptiert hatte, hatte einen riesigen Riss in meiner Seele hinterlassen. Der erlebte Mangel an väterlicher Liebe und all die Erlebnisse danach, die mein Ungenügend-Sein scheinbar bestätigt hatten, machten es mir auch als Erwachsener unmöglich, positiv über mich selbst zu denken. So stark geprägt von dem einst erlebten Mangel, habe ich meine Vergangenheit in die Gegenwart projiziert: Ich bin davon ausgegangen, im Mangel zu sein, also war ich es. Wenn auch nur in meiner eigenen Wahrnehmung. Aber die ist es nun mal, die für jeden von uns am meisten zählt. Ich habe mir das Erleben von Leid, ohne es zu merken, selbst erneut in mein Leben geholt. **Wenn wir unbewusst leben, erkennen wir nicht, dass unser gesamtes Handeln und Fühlen auf Autopilot laufen. Wir erleben das, was wir glauben, und wir glauben es, weil wir es erleben – ein Teufelskreis.** Das Paradoxe in meinem Fall war vor allem die Parallelität von Erfolg und Selbstzweifeln. Meine Wirkung nach außen stimmte mit meinem Inneren in keiner Weise überein. Wenn man mein Leben und mein Auftreten betrachtete, konnte man nicht glauben, dass ich solche Selbstzweifel und Versagensängste hatte. Aber kein Mensch ist eindimensional, wir sind so viele Emotionen, Erfahrungen und Gefühle im selben Augenblick. Ich hatte mir über viele Jahre einen starken Panzer zugelegt und gelernt, mich auf meine Kraft und meinen Willen zu verlassen. Das war mein Schutzprogramm, meine Methode, mit meinen Selbstzweifeln umzugehen. Mein Überlebensmuster war sehr effektiv. Mein Mangel und der tiefe Wunsch, diesen zu kompensieren, waren ein mächtiger Motor, der mir viel Kraft gab. Ich betrieb einen enormen Aufwand, um die Kompensation immer weiter zu perfektionieren. Doch die Früchte dieser Arbeit waren nur faules Obst. Auch wenn es von außen wunderschön aussah, im Inneren fiel alles auseinander. Es blieb mir nichts anderes übrig, als schließlich jedes einzelne Bruchstück meiner Seele anzusehen, alles Stück für Stück mit viel Geduld und Achtsamkeit zu kitten und neu zusammenzusetzen, um meinen Frieden mit mir zu machen. Es ging darum, Zweifel in Vertrauen zu verwandeln.

Und jetzt kommst du!

In jedem Zweifel steckt die grundsätzliche Abwesenheit von Vertrauen. Wir zweifeln, weil uns Vertrauen in uns als Mensch fehlt, in unsere Fähigkeiten, unser Urteilsvermögen, unsere Intuition, in den Sinn dieses Lebens oder darauf, dass alles, was geschieht, einen

Sinn hat – egal, wie schwer oder schmerzhaft die Erfahrung sein mag. Wenn wir begreifen, dass das Leben eine Lehrstunde ist, eine ständige Chance auf Veränderung und Heilung, beginnen wir, einen anderen Blick auf unsere eigenen Erfahrungen zu entwickeln. Wenn alles Lehre, alles Chance ist, dann ist alles neutral. Dann besteht das Leben nicht mehr aus gut oder schlecht, positiv oder negativ, sondern nur aus Erfahrung oder Verdrängung, aus Annahme oder Ablehnung.

Es ist dein Leben und egal, was passiert, es ist für dich bestimmt. Du bist ein unendlich großer Schatz an Wissen, Emotionen und Erfahrungen. Du bist alle Möglichkeiten dieses Lebens. Alles, was sein kann, steckt in dir. Wir werden nicht mit Mängeln geboren, sondern mit all der Fülle des Seins, nicht mit Schwächen, sondern mit unendlich viel Stärke. All der Mangel, all die Schwächen und das Misstrauen, die wir in unseren Zweifeln finden, kommt von anderen Menschen, die uns, wissentlich wie unwissentlich, mit ihrem eigenen, selbst erlebten und gelernten Mangel beladen, belasten und einschränken.

Wenn du einfach mal auf dein Leben schaust, wirst du schnell feststellen, dass jeder Zweifel, den du spürst, immer mit einer Bewertung einhergeht. Doch wer hat die Bewertung aufgestellt? Wer den Wert oder den Mangel an dir bestimmt? Wir tun das selbst, indem wir weiterhin und ohne es zu merken, bestimmten Meinungen, Regeln und Normen folgen, ohne den Wahrheitsgehalt für uns zu prüfen. Wir akzeptieren, dass andere über uns urteilen, uns vorschreiben, was, und wie wir zu sein haben und wie wir zu leben haben. Doch das Schöne ist: Wir können das ändern. Wenn wir einfach mal innehalten, mal zur Seite treten und uns für einen kurzen Augenblick Zeit nehmen, unser Leben wirklich zu betrachten. Dann können wir all unsere Zweifel ans Licht holen und uns in Ruhe anschauen, wo diese herkommen, wer oder was sie erzeugt hat. Und wir können uns fragen, ob wir diese Meinungen wirklich als Wahrheit, als Realität in unserem Leben haben wollen, ob wir sie brauchen oder ob sie uns schaden. So können wir sie dann neu bewerten und eine eigene Haltung zu ihnen finden. Wo sind deine Zweifel? Wer bestimmt deinen Wert? Du oder die anderen? Wer lebt dein Leben? Wessen Wahrheit soll deine sein? Lerne all das kennen. Werde dir über dich selbst bewusst. Das Prinzip des Selbstbewusstseins spielt in diesem Buch und in den wichtigsten Schritten zu einem bewussten Leben eine große Rolle. Denn nur der, der sich seiner selbst bewusst ist, das heißt, der wirklich weiß, was er glaubt zu sein, verlässt das unbewusste, das programmierte, gesteuerte Leben. Erst wenn du bewusst fühlst, verstehst und erkennst, was dich antreibt, welche Erwartungen du unbewusst erfüllen sollst und nach wessen Werten du tatsächlich leben willst, kannst du Heilung empfangen. Frage dich: Sind das wirklich meine Werte, oder glaube ich nur, sie müssten es sein, weil es die Werte meiner Familie oder meiner Kultur sind? Erst wenn du verstehst, nach welchen Bewertungssystemen du lebst und wem du bis heute versuchst zu gefallen, kannst du damit aufhören. **Nur wer sieht, kann die Wahrheit seiner eigenen Welt begreifen und aufhören, die Illusion seiner Prägung zu leben.**

Zweifel ist der Mangel an Glauben. Finde und stärke deinen Glauben an dich. Dann werden der Zweifel und die Angst in deinem Leben verschwinden. Suche dir Dinge, die du gerne machst, Tätigkeiten, kleine Ziele und sammle darin Erfolge für dich, immer und immer wieder. Erschaffe dir selbst die Erfahrungen, die du zum Heilen brauchst. Du kannst die wahre Bestätigung deiner Person nur in dir selbst finden. Andere können dich mit Liebe und Inspiration unterstützend auf deinem Weg begleiten. Doch das Glück, die Zufriedenheit und das Selbstvertrauen kommen nur aus dir selbst. Die Anerkennung anderer ist schön, doch sehr unbeständig. Den Glauben an dich, der aus der Erfahrung deiner eigenen Kraft, Liebe und Größe entsteht, kann dir nie wieder jemand nehmen, egal, welche Einflüsse von außen auch kommen mögen.

Als ich als Kind meinen Schulranzen auf dem Boden ausleerte, habe ich mir eine neue Perspektive auf die Dinge geschaffen. Mach dasselbe! Hinter jeder noch so schlechten Erfahrung steckt auch etwas Positives, etwas, das wir lernen können. Hinter all deinen sogenannten Mängeln steckt so viel Fülle. Nimm dir Zeit, sie zu entdecken. Du wirst merken, umso mehr du beginnst, deine eigene Sicht auf dein Leben zu etablieren, deine eigene ungetrübte Wahrheit und Realität zu leben, umso mehr Vertrauen wirst du in dich, in dein Leben und in all deine Größe und in deinen Zauber haben. Du bist einmalig. Nichts und niemand ist wie du!

KONTROLLE

DIE ANGST VOR
DEM UNGEWISSEN

Lieber leiden, als die Kontrolle zu verlieren

Sich in etwas völlig Neues zu begeben, den Halt des Gewohnten zu verlieren, macht vielen Menschen unendliche Angst. Daher ist es ihnen so wichtig, die Kontrolle zu behalten. Kontrolle ist nichts anderes als die Angst vor dem Unbekannten. Kontrolle gibt uns die Illusion, wir hätten die Geschehnisse unseres Lebens in der Hand, wir wären der Herr über unser Schicksal. **Nichts ist so beängstigend für unseren Verstand wie das, was er nicht kennt.** Kein sichtbarer Feind ist so furchteinflößend wie der Gegner, der im Verborgenen bleibt. Das Unbekannte können wir nicht einschätzen, nicht bewerten. Es ist dem Verstand nicht möglich, eine Haltung, Verhaltensweise oder Emotion zu wählen, die die unbekannte Situation für uns kalkulierbar macht. Diese Angst vor dem Unbekannten ist für uns Menschen das größte Hindernis in Bezug auf Veränderung. Wir sind sogar bereit, in der Hölle zu bleiben, nur weil es die Hölle, das Leid, ist, was wir kennen.

Wenn wir unser Leben betrachten, ist Kontrolle allgegenwärtig. In der Gesellschaft, in der Wirtschaft, in der Politik, in Erziehung und Schule. Und auch im Umgang mit anderen Menschen, Beziehungen, Emotionen und Liebe finden wir Kontrolle. Wie bei den meisten Dingen im Leben macht die Menge das Gift. Das Maß an Kontrolle macht den Unterschied zwischen gesund und ungesund, hilfreich und belastend. Wann ist Kontrolle wichtig, wann schädlich und wie kann man Kontrolle von Fürsorge unterscheiden? Wer kennt nicht die Angst, die Kontrolle über sein Leben zu verlieren, nichts mehr zu haben, was ihn hält, was ihm Schutz und Sicherheit gibt? Der Mensch hat sein Überleben gesichert, indem er immer mehr Kontrolle über seine Umwelt erlangte. Je mehr Kontrolle wir über die Naturgesetze, über unsere Ernährung, über Krankheiten und damit über die Sterblichkeit bekamen, umso länger lebten wir und umso mehr konnten wir diese Welt bevölkern. In genau dieser Entwicklung liegt auch das Problem der heutigen Zeit. Scheinbar kontrollieren wir alles. Wir entscheiden weitgehend über Leben und Tod, indem wir Krankheiten heilen und das Sterben immer weiter hinauszögern. Wir legen fest, wo was wächst und wie es wachsen soll, welche Tiere wann und wie für uns sterben. Wir züchten uns die Welt nach unserem Konsumverhalten und versklaven jedes andere Leben auf diesem Planeten.

Dabei treibt uns nichts anderes an als die tiefe Furcht vor dem Gefühl der Machtlosigkeit. **Wir unterliegen schon so lange dem Irrglauben, dass wir diese Welt, unser Leben und das Schicksal kontrollieren können. Und dieser macht uns am Ende überheblich, größenwahnsinnig gegenüber den natürlichen Gesetzen und dem Gleichgewicht des Lebens.** Unser Kontrollwahn ist gefährlich geworden für diese Welt und für jeden Einzelnen. Denn nicht nur im globalen Zusammenhang erzeugt unser Kontrollbedürfnis erheblichen Schaden. Auch im zwischenmenschlichen Bereich geschieht dies. Wir haben gelernt: Wer sich kontrolliert, ist souverän, wer sich und sein Leben im Griff hat, ist sicher und erfolgreich. Gefühlsausbrüche sind tabu. Angst ist eine Schwäche. Gefühle sind Schwächen. Wie viele Jahrhunderte wurden besonders kleine Jungen, aber auch Mädchen mit dem Glaubenssatz erzogen, wer weint, ist eine Heulsuse! Niemals Schwäche zeigen! Gefühle machen dich schwach! So viele Menschen haben heute Probleme mit ihren Gefühlen, weil wir nicht gelernt haben, offen und transparent mit ihnen umzugehen. Weil wir schon im Kindesalter diktiert bekommen haben, wie man sich zu kontrollieren hat, um besser in diesem System zu funktionieren.

Dabei ist das Verstehen von Emotionen und den daraus entstehenden Impulsen und der Umgang damit für ein Kind eine sehr wichtige Erfahrung und eine der stärksten Prägungen unseres Lebens. Wenn wir nicht lernen, natürlich mit Gefühlen umzugehen, wird unsere Empfindungsfähigkeit massiv gestört. So können wir irgendwann entweder gar keine Gefühle mehr zulassen, können nicht mehr vertrauen, weder uns selbst noch anderen und versuchen geradezu zwanghaft, Kontrolle auszuüben, um ein Gefühl von Sicherheit zu bewahren. Oder aber wir haben große Probleme mit unserer emotionalen Impulskontrolle. Das heißt, dass unsere Gefühle immer in die Extreme gehen. Entweder sind wir tief betrübt oder himmel-hochjauchzend euphorisch. Wir empfinden nur rasende Wut oder niederschmetternde Traurigkeit. Beide Ausprägungen bereiten uns in unserem Alltag größte Schwierigkeiten.

Es ist essenziell, dass wir als Menschen den Umgang mit unseren Emotionen lernen und verstehen, sind doch Emotionen die Grundlage all unserer Handlungen.

Ich will nichts fühlen!

Ich selbst habe viele Jahre lang Probleme mit dem Thema Kontrolle gehabt. Entweder weil ich sie verloren hatte und meine Emotionen das Steuer übernahmen. Oder weil ich all meine Gefühle tief in mir vergraben und mich emotional derart kontrolliert hatte, dass ich Jahre nicht weinen konnte. Nicht einmal beim Tod enger Freunde. Ich hatte mir das Weinen verboten. Ich weiß nicht mehr, wann genau das passiert ist, aber ich weiß, es war in der Zeit der Krebser-krankung meiner Mutter.

Als meine Mutter krank wurde, lebten wir bereits seit einigen Jahren in Portugal. Wir waren dorthin gezogen, als ich in die zweite Klasse kam. Jetzt war ich etwa 9 oder 10 Jahre alt. Auch wenn ich noch nicht wusste, was meine Mutter hatte, spürte ich die Bedrohung. Ich weiß noch, wie ich mich anfangs oft im Garten in einem großen Busch versteckte, um zu weinen. Es war erst mal nicht logisch, dass ich meine Tränen versteckte. Niemand in meiner Familie hatte das von mir verlangt. Wir durften immer Gefühle zeigen. Dennoch zeigte ich all die Trauer und die verborgene Wut nie zu Hause.

Als Jüngsten in der Familie wollte man mich vor vielem schützen. So hat man versucht, von mir fernzuhalten, wie krank meine Mutter tatsächlich ist. Doch die intuitive Wahrnehmung eines Kindes ist weit stärker, als viele Erwachsene glauben. Kinder spüren, was passiert. Sie bekommen alles mit. Ich wusste genau, wie schlecht es meiner Mutter ging. Ich spürte schon beim Betreten des Hauses die Schwere, die über allem hing. Ich spürte die Angst meiner

Geschwister. Und konnte sie in ihren Augen sehen. Auch wenn Nachbarn oder Freunde meiner Mutter Essen brachten, um uns zu unterstützen, sah ich das Mitleid in ihrem Blick. Ich habe es gehasst! Was sollte das? Ich dachte nur: Meine Mutter stirbt, nicht deine, was schaust du so scheißtraurig!? Und ich hasste dieses »Ach, der arme Junge«. Ich bin nicht der arme Junge! Dieses Gefühl, klein und hilflos zu sein, hat mich ohnmächtig fühlen lassen. Ich fand es so widerlich, hilflos zu sein. Nie hätte ich diesen Menschen die Genugtuung gegeben, ihnen meinen Schmerz zu zeigen, um dann wirklich der arme kleine Junge zu sein!

Da begann die Kontrolle. Alles verbergen, runterschlucken, verdrängen, innerlich kalt werden, um zu überleben – das war meine Strategie.

Ich erinnere mich, dass ich einmal von einer Freundin meiner Mutter im Garten überrascht wurde, als ich weinte. Sie wollte wissen, wie es mir geht. Sie meinte es gut. Doch es war mir unsagbar peinlich. Ich wollte nicht reden, ich wollte nur, dass alles wieder so wird, wie es war. **Ich wollte, dass diese Hoffnungslosigkeit in mir aufhört, so entsetzlich wehzutun.** Ich wollte diese Angst nicht haben, jetzt auch noch ohne Mutter dazustehen, wo ich schon keinen Vater mehr hatte. Was würde ich denn machen, wenn meine Mutter sterben würde? Wo sollte ich denn hin? Diese Gedanken waren einfach zu schrecklich für mich als Kind. In der Schule ließ ich mir nichts anmerken. Ich kontrollierte mich auch da, so gut ich konnte. Doch meine Freude litt darunter. Irgendwann wurde ich immer aggressiver gegenüber meinen Mitschülern. Oft hoffte ich sogar, dass mich jemand provozieren würde. Tat einer mir den Gefallen, entließ ich meine ganze Wut auf diese arme Person. Nicht selten habe ich ordentlich Prügel verteilt. Und das nicht bei Schwächeren, nein, ich habe Jungs, die Jahre älter waren als ich, schallende Ohrfeigen verpasst.

Ich war so verzweifelt, ich wusste nicht, was ich tun sollte. Anstatt mich zu öffnen, über meine Gefühle zu sprechen, machte ich immer mehr zu. Es gab auch keinen Raum, mich zu öffnen. Meine Mutter war mit Überleben beschäftigt, mein Bruder selbst noch ein

Kind und meine Schwester ein Teenager, der versuchte, sich um uns zu kümmern. Ich wollte keine Belastung sein.

Das Schlimmste bei allem war das Gefühl, den Halt zu verlieren, die Sicherheit, die man besonders als Kind so sehr braucht. Als Erwachsener hat man eine andere Handlungsfähigkeit. Als Kind ist man mit seinem ganzen Sein abhängig von den Menschen, die einen ernähren, einem ein Dach über dem Kopf geben, Vorbilder sind, einen schützen und lieben. Es war die absolute Hilflosigkeit, die ich erlebte.

Ein Stein im Herzen meiner Mutter

Diese Hilflosigkeit wuchs. Sie wurde zu einer Faust in meiner Brust, die nach meinem Herzen griff, es packte und das Leben aus ihm herauspresste, wie aus einer alten Orange. Diese Faust war da, seit ich wusste, dass es einen Knoten in der Brust meiner Mutter gab.

An dem Tag, an dem sie mich in ihr Zimmer rief und mich bat, die Tür zu schließen, damit sie mit mir reden kann, schien die Sonne. Meine Mutter hatte einen Liegestuhl am Ende ihres Bettes. Er stand in der Ecke und an den Wänden darüber hingen viele Karten mit Gebeten und Weisheiten. Ich habe oft in diesem Stuhl gesessen und habe mir die Sprüche durchgelesen, habe versucht zu verstehen, was da stand. Doch ich war noch zu klein. An diesem Tag saß meine Mutter in dem Liegestuhl. Die Sonne fiel durch die offene Terrassentür und draußen bellten irgendwo Hunde – wie bei uns in Portugal eigentlich immer. Meine Mutter sah sehr müde aus, ich spürte, dass etwas nicht stimmte. Ihr Gesicht war grau, etwas eingefallen. Ich ging zu ihr und setzte mich gegenüber von ihr auf das Fußende des Bettes. Sie sah mich an und lächelte. Sie sagte, sie müsse mir etwas erzählen. Und dann waren Tränen in ihren Augen. Es schnürte mir die Kehle zu. Wieder schaute sie mich nur an und zögerte. Wahrscheinlich suchte sie die richtigen Worte. Wie sagt man einem kleinen Jungen, dass man einen großen Tumor in der Brust hat und so etwas tödlich sein kann?

»Ich bin krank«, begann sie.

»Was hast du denn?«, fragte ich.

»Einen Knoten in der Brust«, antwortete sie.

»Was ist das?«, wollte ich wissen, »tut das weh?«

Sie sagte: »Im Augenblick nicht«.

»Was ist ein Knoten in der Brust?«, fragte ich weiter. Ich hatte dieses kindliche Bild im Kopf, jemand hätte einen Knoten in die Brust meiner Mutter geknotet, so, wie ich einen Knoten in meine Schuhe band.

»Ich habe Krebs, mein Schatz«.

Das hörte sich anders an als Koten in der Brust. Krebs, das hatte ich schon gehört, bei Unterhaltungen der Erwachsenen am Tisch. Ich hatte gehört, dass der Mann von der und die Frau von dem an Krebs gestorben seien. Krebs, das war das Wort, bei dem die Gesichter der Erwachsenen ernst wurden; das war diese Sache, vor der jeder Angst hat. Was machte dieser Krebs in der Brust meiner Mutter, was wollte er da? Was sollte das alles bedeuten?

Meine Mutter schaute mich an. »Willst du ihn mal spüren?«, fragte sie. Das wollte ich nicht und doch wollte ich verstehen, was hier passiert. Meine Mutter nahm meine Hand und zeigte mir eine Stelle an ihrer linken Brust, wo ich fühlen sollte. Ich spürte es, da war eine große Kugel.

»Du hast einen Stein in deiner Brust, Mama. Wie ein Herz aus Stein.«

Mir war damals natürlich keineswegs bewusst, wie recht ich hatte. Dieser Krebs war der Stein im Herzen meiner Mutter. Ihr gebrochenes Herz. Ich fragte meine Mutter, ob sie sterben würde. Sie sagte, sie wüsste es nicht. Sie würde alles tun, um nicht zu sterben. Sie würde jetzt aber öfter weg sein müssen, um zu heilen. Sie werde nicht so für mich da sein können, wie ich es gewohnt war, doch dass sie immer bei mir wäre, auch wenn ich sie nicht sehe.

Der Heilungsweg meiner Mutter ging über viele Jahre. Der Krebs ging und kam wieder. Es wurde nie wieder so, wie es war. Wie sollte es auch? In dieser Zeit war meine Mutter immer wieder mal weg. Es waren in der Tat immer nur ein paar Wochen, aber für mich fühlte es sich jedes Mal nach einer Ewigkeit an. Auch war das Gemüt meiner Mutter schwer belastet. Diese Krankheit war überall in unserem Leben. Lange war nicht klar, ob meine Mutter sterben würde, es schien sehr wahrscheinlich. In so einer Situation muss man erwachsen werden. Ich hörte auf zu lachen, ich verkroch mich in meine innere Welt und machte das, was ich am besten kann: in meiner Fantasie leben und spielen. Viele Jahre hieß es, das ist vielleicht das letzte gemeinsame Weihnachten. Meine Mutter kämpfte, wo sie nur konnte. Doch ihr Körper war nie der gesündeste gewesen. Immer war etwas. Ständig waren Krankheit und dieser scheiß Tod in unserem Haus präsent. Immer stand er da im Raum und machte nichts, außer da zu sein, mit einem Blick auf eine ewig ablaufende Uhr.

Es kam in dieser Zeit immer wieder vor, dass ich von der Schule kam und meine Mutter sehr schwach auf dem Sofa lag. Ich machte Essen und versuchte da zu sein, stark zu sein. Mich nicht von dieser Schwere niederdrücken zu lassen. Doch meine Angst und Ohnmacht war riesig. Gefühle kontrollieren wurde überlebensnotwendig. Ich war dem Schmerz nicht gewachsen, dieser verdammten Hilflosigkeit, diesem elenden Gefühl, absolut machtlos zu sein.

Mit Wut gegen Angst und Traurigkeit

Je älter ich wurde, umso mehr erzeugte ich einen emotionalen Abstand. Aus Trauer und Angst wurde Wut, eine rasende Wut. Und aus der Wut wurde Hass. Hass auf die Krankheit meiner Mutter, auf ihre Schwäche. Gott, wie habe ich diese Schwäche gehasst! Am liebsten hätte ich meine Mutter gepackt und geschüttelt. Ich wollte schreien: »Hör verdammt noch mal endlich auf, krank zu sein! Hör auf, sei gesund, so wie die Mütter all meiner Freunde! Können wir nicht einmal normal sein, ganz einfach normal, eine normale Familie! Muss bei uns immer alles anders sein?«

Ich habe mich unglaublich geschämt für diese Gefühle, für diese Wut. Selbst jetzt, wo ich dies schreibe und wieder erlebe, schäme ich mich noch dafür. Ich wollte mich einfach nicht mehr so verloren fühlen. Ich wollte nicht länger machtlos sein, also beschloss ich, dass ich ab jetzt allein klarkommen werde. Wenn man lang genug Angst hat, kommt irgendwann die Trotzhaltung, die »Ist mir doch egal, ob du stirbst«-Einstellung. Natürlich war das nicht die Wahrheit, aber es war das Einzige, was ich noch aushielt. »Ja, sie wird sterben, na und!? Ich brauche sie nicht, denn ich brauche niemanden! Ich schaffe das allein! Ihr könnt mich alle!«

Das gab mir ein Gefühl von Unabhängigkeit.

Ich wollte nicht mehr schwach sein, nie wieder. Ich fing in meiner frühen Pubertät mit Kiffen und Trinken an. Eine Scheißegal-Haltung dominierte mein Leben. Schule war ja sowieso von Anfang an eine reine Last und Überforderung für mich. Jetzt konnte ich die elende Mühe, in diesem System klarzukommen, endlich sein lassen.

Durch das ständige Kontrollieren meiner Gefühle war ein immer stärkerer Drang nach Kontrollverlust entstanden. Niemand erträgt es, immer gefühllos oder kontrolliert zu sein. Der Mensch hat eine natürliche Sehnsucht nach Gefühlen, nach einem gefühlvollen lebendigen Leben. Jeder sucht sich sein Ventil. Man sagt nicht umsonst »Ich muss mal Dampf ablassen« oder »Da ist zu viel Druck auf dem Kessel«. Mein Ventil waren Drogen: in der Schule kiffen, am Wochenende saufen und nicht nur, um etwas Spaß zu haben, um etwas locker zu werden. Nein. Ich wollte mich abschießen! Ich wollte die Kontrolle verlieren, wild sein, ausbrechen und auf alle Konsequenzen scheißen. Ich wollte fühlen und gleichzeitig diesen ganzen Dreck ertränken und mich komplett zerstören. Ich träumte davon, ein Rockstar zu sein, über allem zu stehen, alles tun zu können, was ich will, Musik zu machen und bejubelt zu werden. Ich habe mich in der Rolle eines richtig krassen Typen gefunden. Da konnte ich endlich beweisen, dass ich exzessiv war, nicht so ein angepasster Spießer!

Dabei wäre ich tief in meinem Inneren so gerne angepasst gewesen, so viele Jahre meiner Kindheit. Doch ich war es nie. Und egal, wie sehr ich es auch wollte, ich werde es nie sein. Gott sei Dank.

Heute kann ich das sehr schätzen und zu meiner größten Freiheit zählen.

Ich schaffte die Schule gerade so. Ich glaube, ein schlechteres Zeugnis kann man bei »bestanden« nicht haben. Dass ich die Schule überhaupt abgeschlossen habe, lag daran, dass die Lehrer mich unbedingt loswerden wollten. Dass aus mir nichts wird, war klar. Mein gesellschaftlicher Absturz war für alle so sicher wie das Amen in der Kirche. Nach meinem Abgang bin ich raus in die Welt. Ich wollte nur noch weg aus dieser kleinen Vorort-Welt bei Lissabon mit ihren netten Häuschen und den lieben Muttis und Vatis. Ich wollte sehen, was die Welt zu bieten hat. Wollte wissen, wo mein Platz ist, wer ich sein kann. Nach einem kurzen Aufenthalt in London bin ich in Berlin gelandet. Es war eine Befreiung, ich fühlte mich inmitten der Künstler und eigensinnigen Typen zu Hause. Berlin in den 2000ern war der Wahnsinn! Diese Stadt war ein einziger wilder Zirkus mit einem schier endlosen Aufgebot an künstlerischer Vielseitigkeit und anarchischer Verrücktheit. Alles war möglich, es schien einfach keine Regeln zu geben. Weder die Staatsgewalt noch Behörden kamen dem bunten Treiben nach. Damals waren auch ganze Stadtteile noch komplett frei von Kommerz und Profitgier. Das Leben war so günstig, dass Künstler sich ausleben konnten, sich selbst finden oder ausprobieren. Es gab so viel Platz in dieser Stadt, Platz für jeden, der bereit war, diesen mit etwas zu füllen, was er mit der Welt teilen wollte. Hier fanden sich die außergewöhnlichsten Orte, zum Feiern, zum Leben und zum sich selbst verwirklichen. Alles war erlaubt und niemand musste etwas beweisen. Du wurdest nicht nach deinem Status oder deiner finanziellen Situation bewertet, sondern warst entweder ein cooler Mensch oder eben nicht. In meinem ganzen Leben hatte ich mich noch nie so verstanden und willkommen gefühlt. In Lissabon hatte ich als Deutscher gegolten, während ich in Freiburg, wo wir die ersten Jahre meines Lebens gelebt hatten, ebenfalls als Ausländer gesehen worden war. In Berlin fühlte ich mich nach so vielen Jahren zum ersten Mal nicht fremd, nicht falsch oder anders. Hier waren alle anders und das war gut so.

Ich war dabei zu wachsen, ich bekam plötzlich Anerkennung, war ein gern gesehener Gast der Szene und dabei, mich endlich auszudrücken. Hungrig nach Größe, nach Freiheit, nach Leben machte ich die Nacht zum Tag und tauchte ein in den Rausch der Ekstase. Leben! Endlich frei leben, nach den vielen Jahren der Schwere meiner Schulzeit und Jugend. Alkohol, Zigaretten und Drogen gehörten genauso zu meinem Lifestyle wie tagelang nicht zu schlafen und zu essen. Alkohol machte mich lebendig, er ließ mich ausbrechen aus dem Korsett der Gesellschaft. Er machte mich wild, wütend und frei.

Meine Mittel zur Betäubung: Drogen und Gewalt

Damals war meine Gesundheit kein Thema für mich, geschweige denn meine Psyche. Ich war trunken von der Gier nach dem Gefühl, lebendig zu sein. Bis heute kenne ich den »Tiger in mir« – so hat mein Bruder diesen Unruhe-Zustand einmal beschrieben. Und tatsächlich, wie ein Tiger im Käfig, von der Sehnsucht nach Freiheit getrieben, war ich permanent in Bewegung, fühlte mich von den Grenzen meines Umfelds beengt, wollte nichts als Ausbruch. Der »Tiger in mir« ist zwar bis heute mein Begleiter, nur dass ich inzwischen weiß, wie ich mit diesem wilden Tier umgehe. Wir sind jetzt Freunde. Das war lange Zeit nicht so.

Ich erinnere mich nicht an einen Tag, an dem ich nicht stoned war. High sein war mein Normal. Wenn ich heute darüber nachdenke, muss ich lachen, wie naiv und dumm ich war. Habe ich mir doch immer eingeredet, von leichten Drogen könne man nicht abhängig werden. Aber wie nennt man täglichen Drogenkonsum denn sonst? Denn auch wenn ich ohne Marihuana nicht die gleichen Entzugserscheinungen wie ein Heroinabhängiger hatte, war das Gefühl, kein Gras mehr zu haben, ebenfalls alles andere als cool. Wie viele Nächte es gab, in denen ich aus dem Aschenbecher die alten Joint-Reste aufsammelte, die Bongköpfe auskratzte, alles zusammenmischte, um nur einen weiteren Joint rauchen zu können. Oder ich versuchte, mitten in der Nacht noch einen Dealer zu erreichen oder durchquerte um 4 Uhr morgens die halbe Stadt, um in irgendeinem Café noch Gras zu kriegen. In Berlin gab es in Moabit, Neukölln und Wedding immer diese Cafés, in denen immer nur so ein oder zwei Typen saßen und man sich fragte, wie diese Läden sich halten konnten. Die Antwort ist einfach: indem sie Drogen verkauften.

Ich merkte in dieser Zeit auch, dass ich ohne high zu sein, nachts nicht mehr schlafen konnte. Ich war viel zu nervös. Wenn ich kiffte, hörte mein Kopf auf zu arbeiten, er wurde langsam, ja, wie gelähmt und ich hatte endlich etwas Ruhe von meinem aufgepeitschten Geist. Denn in mir tobte ein emotionaler Krieg. Überall diese Gefühle. Wut und Trauer wollten durchbrechen, sich meiner Gedanken und Handlungen bemächtigen. Wenn ich kiffte, war alles lustig, alles easy, einfach richtig cool. **Ich brauchte diesen Rausch, um mich selbst zu ertragen. Meine Sensibilität bringt mich dazu, viel zu spüren, viel zu sehen, viel zu verstehen. Schneller und intensiver als die Menschen in meinem Umfeld.** Die Aufnahme dieser vielen Reize erzeugte eine permanente Unruhe in mir. Wenn ich gekifft hatte, konnte ich zur Ruhe kommen und in den Schlaf finden. Ich hatte auch keine Albträume. Ich schlief wie in einem Koma. Ich spürte nichts.

Ich bin ein Kind der 90er und all meine Vorbilder lebten diesen Heroinschick. So viele der Musiker, die ich verehrte, waren offensichtlich drogenabhängig: Kurt Cobain, Axel Rose, Iggy Pop, Janis Joplin ... Drogen und ihr falsches, cooles Künstler- und Rockstar-Image. Ich war Punk, Grunge: lange Haare, zerrissene Jeans, Dock Martins, Rock'n'Roll. Ich spielte Gitarre und machte harte Rock- und Cross-Over-Musik. Drogen und Alkohol waren cool, sie passten zu dieser »No Future«-Einstellung der 90er Jahre.

Ich verbrachte zu dieser Zeit jeden Tag auf dem Berliner Breitscheitplatz am Bahnhof Zoo: Drogenumschlagplatz Nummer eins in Berlin. Hier gab es die Dealer, die Junkies, zivile Polizisten, Obdachlose, Stricher und den Baby-Strich hinterm Bahnhof. Wir waren die Skater und Punks.

An unserem Treffpunkt waren plötzlich immer mehr echt fiese Typen, die eine ganz andere Art von Radikalsein lebten, als ich sie kannte. Plötzlich kamen harte Drogen ins Spiel. Erst hatte mal jemand Kokain dabei, dann Pilze oder LSD. Es gab Pillen, Speed und Ketamin. Eines Tages erzählte so ein abgefuckter Typ, der neuerdings ständig bei uns auftauchte, wie cool Heroin sei. Dieser Typ war ein echter Punk, nicht so wie wir Möchtegern-Punks mit einem netten Elternhaus und Eliteschulen-Abschluss. Er hatte einen wirklich krassen Blick, irgendwie wahnsinnig. Dieser Typ lebte auf der Straße oder in einem besetzten Haus, das wir immer wieder besuchten. Da war der wirkliche Punk! Matratzen auf dem Boden, Graffiti an den Wänden, kein elektrisches Licht, Hunde und Katzen überall, Scheiße in der Ecke, schwarze Löffel und Spritzen. Das war nicht mehr Rock'n'Roll, das war Junkie. Das war Endstation vom Feinsten.

Immer wenn wir in diesem Haus mit diesen älteren Typen waren, hatte ich dieses miese Gefühl. Eigentlich ekelte mich all das. Ich wollte weg. Dieser Ort war nicht gut. Ich spürte, das ist jetzt nicht mehr lustig! Doch natürlich ließ ich mir nichts anmerken. Ich wollte vor meinen Freunden nicht uncool sein. Außerdem übte dieser Abgrund eine merkwürdige Anziehung auf mich aus. Es faszinierte mich, die echten Abgründe zu sehen, keine Seifenblasenwelt, keine Lügen, keine scheinheilige Bussi-Gesellschaft voller Heuchelei. Das hier war zwar widerlich, aber es war echt.

Jede Grenze überschritten

Als wir wieder mal in dem besetzten Haus waren, kam es zu dem Erlebnis, das mich lernen ließ, wie wichtig es ist, sein Leben im Griff zu haben und dass man sehr genau darauf achten muss, mit welchen Menschen, mit welcher Energie man sich umgibt. Sie wird zu deiner Energie und hat einen Einfluss auf dein Leben. **Wenn du zu lange in den Abgrund starrst, starrt der Abgrund irgendwann auch in dich.**

Wir kamen in diesem Haus an und gingen in eine der besetzten Wohnungen. Hier waren wie immer viele Leute. Ich kannte nur vereinzelte Gesichter vom Sehen. In einem Raum stand ein uraltes, mit Flecken jeglicher Art verdrecktes Sofa. Wir setzen uns alle davor auf den Boden. Joints wurden gedreht und irgendwoher kam eine Flasche mit irgendeinem Fusel. Mir gegenüber, am äußeren Rand des Sofas hing ein junges Mädchen. Sie lag halb zur Seite gekippt. Ihr Kopf war auf ihre Brust gefallen und sie sah aus, als würde sie schlafen oder extrem besoffen sein. Auf jeden Fall sah sie nicht gesund aus. Ich beobachtete dieses Mädchen eine Weile. Sie war irre blass, fast schon weiß, ihre Haare klebten ihr am Kopf, als wären sie nass. Ich war mir nicht einmal sicher, ob sie noch atmete. Ich versuchte zu sehen, ob sich ihr Brustkorb hob und senkte. Doch ich konnte nichts erkennen. Nur, dass ihre Augen einen winzigen Spalt weit offenstanden. Ich machte mir ernste Sorgen. Niemand anderes schien sie zu beachten. Ich rückte etwas näher an das Mädchen heran und sah, dass sie fast aussah wie ein Kind. Ich berührte ihre Hand. Sie war eiskalt. Ich schüttelte sie leicht, um zu sehen, ob sie reagiert. Nichts. Ich schüttelte sie noch etwas fester. Nichts. Ich drehte mich zu der Gruppe und machte auf das Mädchen aufmerksam. In diesem Moment kam ein Typ ins Zimmer, ich erkannte ihn sofort: Es war der Typ vom Breitscheitplatz, der mit dem wahnsinnigen Blick. Sein Gang war wie in Zeitlupe und seine Sprache wie langsam gedreht. Ich checkte sofort, dass der Kerl auf Drogen war. Ich hatte Angst vor diesem Menschen. Ich rief jetzt lauter »Hey, mit dem Mädchen stimmt was nicht!«. Der Typ kam herüber, zog den Kopf des Mädchens an den Haaren hoch, sah sie eine Sekunde an und ließ ihren Kopf wieder fallen. Sie fiel reaktionslos zur Seite. Der Typ ging weiter und sagte halblaut »die hat gedrückt«. Er ging aus dem Zimmer. Ich schaute zu meinem Kumpel, der mich unsicher ansah. Ich versuchte, das Mädchen aufzurichten, damit sie nicht so abgeknickt dalag. Dabei sah ich ihr zum ersten Mal direkt ins Gesicht. Durch die Schlitze ihrer Augen sah ich das Weiße. Sie sah aus wie der Tod. Ich versuchte, ihren Puls zu ertasten: Nichts.

Ich bekam richtige Angst, dass sie stirbt und es hier keinen interessiert. Auf einmal kam ein anderes Mädchen ins Zimmer gerannt und stürzte sich sofort auf die Leblose, rief einen Namen, schüttelte sie. Nichts passierte. Jetzt wurde das andere Mädchen hysterisch und begann zu schreien. Dann überschlugen sich die Ereignisse. Wo noch vor einer Minute absolut apathische Stimmung geherrscht hatte, brach das absolute Chaos los. Es entfachte sich eine wilde Diskussion, was passieren solle. Die Freundin des Mädchens wollte, dass wir sofort einen Krankenwagen rufen. Nur wie? Das war noch alles lange bevor jeder ein Handy bei sich hatte. Festnetz gab es nicht in diesem Haus. Ich wollte gerade losrennen, um zu schauen, ob ich auf der Straße ein Taxi anhalten kann oder ein Laden geöffnet hat, der einen Krankenwagen rufen kann. Doch da kam dieser Typ mit dem irren Blick zurück und das Mädchen ging direkt auf ihn los. Sie beschuldigte ihn, ihrer Freundin Heroin gegeben zu haben. Der Typ schlug dem Mädchen ohne zu zögern direkt ins Gesicht. Sie flog quer durch den Raum. Er packte jetzt das Mädchen auf dem Sofa und schleifte sie über den Boden. Er wollte sie offensichtlich aus der Wohnung schaffen. Zwei andere Kerle stürzten sich auf den Typen. Was jetzt passierte, hatte ich noch nie erlebt und will es nie wieder erleben müssen. Es begann eine rasende Schlägerei. Der Verrückte wurde zur Furie. Er schlug wie irre um sich, bekam eine Flasche zu greifen, die irgendwo lag und schlug sie einem der anderen Kerle mitten ins Gesicht. Die Flasche platzte und zerschnitt dem Kerl das Gesicht. Er stürzte zu Boden. Immer mehr Typen versuchten, den tobenden Kerl zu bändigen. Der hielt immer noch den abgebrochenen Flaschenhals in der Faust und schlug auf jeden ein, der sich ihm näherte. Nur raus hier, sagte alles in mir, nichts wie weg! Das Mädchen vom Sofa lag immer noch auf dem Boden. Ich schnappte sie mir und wollte sie rausbringen, doch sie war unfassbar schwer. Ich kriegte sie nicht zu fassen. Dann stand plötzlich ein Bekannter vor mir. Ich schrie, er solle mir helfen. Er schnappte sich die Beine des Mädchens und zusammen schleppten wir sie durch das Treppenhaus raus auf die Straße. Wir legten sie auf den Bürgersteig. Ich rannte los und suchte nach einem Laden, der schon offen war. An der Ecke war eine Bäckerei. Ich stürmte in das Geschäft und schrie »Rufen Sie Polizei und Krankenwagen, da vorne stirbt ein Mädchen!«. Ich lief sofort wieder auf die Straße. Mir kamen schon Bekannte entgegen. Und ich dachte nur: Die hauen ab, alle verschwinden! Ich rannte zurück zu der Stelle, an der wir sie abgelegt hatten. Ihre Freundin war bei ihr und noch ein zwei andere Leute. Das Mädchen gab kein Lebenszeichen von sich. Ich versuchte, mich an den Erste-Hilfekurs zu erinnern, den ich beim Führerschein gemacht hatte. Stabile Seitenlage fiel mir noch ein, mehr nicht. Ich drehte sie auf die Seite und war völlig ratlos. Ich hörte eine Sirene. Gleich zwei Krankenwagen und ein Polizeibus kamen an. Plötzlich waren überall Polizisten. Jemand packte mich und zog mich weg von dem Mädchen. Ich sah, dass jetzt Sanitäter bei ihr waren. Und lief einfach los. Ich drehte mich nicht um. Alles in mir schrie: Geh weg, lass das hinter dir, lauf!

Was aus dem Mädchen geworden ist, ob sie überlebte, habe ich nie erfahren. Nach diesem Tag habe ich mich nie wieder mit diesen Menschen getroffen. Und ich bin immer seltener zum Breitscheid-platz gegangen. Ich hatte gesehen, wohin dieser Weg des absoluten Kontrollverlustes führte. Und wohin er mich führen würde, wenn ich weiterginge, in was für einer Welt ich enden würde. **Lange hatte ich das Dunkle sehen wollen, das Abgefuckte, die Gewalt, den destruktiven Strudel menschlicher Abgründe. Das war der Spiegel meiner inneren Welt! Das entsprach meinen Emotionen, die ich so lange mit aller Macht unter-drückt hatte.**

Doch nach diesem Erlebnis mit dem Mädchen war mir klar: Ich will das nicht, ich will dieses kaputte Leben nicht. Ich will etwas er-schaffen. Ich will ein Ziel, ein Leben. Das war das erste Mal, dass ich das Bedürfnis hatte, mehr zu sein. Und diese starke Vision gab mir die Kraft, eine neue Richtung in meinem Leben einzuschlagen.

Etwa zwei Monate später begann ich mit meiner Ausbildung zum Maskenbildner. Und kehrte diesem Freundeskreis für immer den Rücken. Ich kiffte zwar noch, aber ich hatte jetzt ein Ziel. Ich wollte arbeiten, wollte Künstler sein und kein Junkie.

Die Kontrolle hielt mich im Schmerz

Erst Jahre später, als ich diese Zeit der Drogen und Exzesse hinter mir gelassen hatte, wurde mir klar, wie sehr ich alle Emotionen kontrolliert hatte, wie sehr ich das Gefühl gesucht hatte, alles im Griff zu haben. Damit hatte ich aber tatsächlich all mein Leiden, meinen Schmerz, meine Trauer und Wut festgehalten – in dem Glauben, dass sie mich so nie wieder aus der Bahn werfen würden. Doch das, was wir festhalten, bleibt bei uns. Es geht nie weg. Egal, wie viel ich danach lernte, studierte, egal, wie viel ich verstand und wusste: Die Angst blieb in meinem Leben. Sie wurde besser, das schon. Doch nur, weil ich trainierte, besser mit ihr zu leben, weil ich inzwischen einige Techniken kannte, die mich handlungsfähig machten im Angesicht meiner Angst. Doch währenddessen kontrollierte ich immer weiter alles, durch mein Handeln, mein Kämpfen und Wollen. Die Angst vor der Angst war nie verschwunden. Und sie hatte, auch ohne, dass sie in Form von Panik präsent war, einen ständigen Einfluss auf mich. Ich konnte mich niemals entspannen, zu groß war die gefühlte Gefahr, dass die Angst wiederkommt und die Kontrolle zurückerlangt.

Wer kontrollierte hier wen?

Die Kontrolle loszulassen war die für mich schwerste Aufgabe. **Loszulassen, um zu vertrauen, dem Prozess, sich selbst und der Heilung zu vertrauen, ist ein großer Schritt, der aber zu echter Heilung notwendig ist.**

Dazu musste ich meinen harten Panzer, die Rüstung, die ich mir zu meinem Schutz angezogen hatte, ablegen. Stück für Stück, erst Schild und Schwert, dann Helm und Brustpanzer. Jedes einzelne Teil dieser Rüstung löste sich langsam von mir und machte den Weg frei zu dem, was ich jahrelang vergebens gesucht hatte: den Zugang zu meinen Gefühlen. Um meinen Schmerz und die Trauer loslassen zu können, musste ich lernen, Sensibilität, Gefühle und Emotionen zuzulassen. Auch auf die Gefahr hin, verletzlich zu sein. Nein, genau deswegen! Um zu fühlen. **Erst durch die Bereitschaft, sich sinnbildlich nackt zu machen, sich verletzlich und ehrlich zu zeigen und zu erleben, wurde die Annährung an meinen Schmerz möglich. Die Gabe der Empathie und das Mitgefühl, das Fühlen an sich ist die wichtigste Fähigkeit des Menschen. Denn wir lernen und erleben ausschließlich durch Gefühle.**

Das Wundervolle am Fühlen ist, dass schon eine winzige Regung reicht, um ein kaltes Herz zu berühren. Jedes kleine bisschen Fühlen zeigt seine direkte Wirkung. Und wenn wir es zulassen und nicht wieder blockieren, entstehen weitere Regungen, die dann wiederum weiteres Fühlen ermöglichen.

Ich bin heute so dankbar, dass ich wieder weinen kann. Ich genieße es regelrecht, bin ich doch jahrelang fast erstickt an dem Kloß in meinem Hals und hat mir doch die Schwere auf meiner Brust so lange die Luft zum Atmen genommen. Ich konnte endlich wieder atmen. Das Leben spüren. In jedem Gefühl steckt unendlich viel Stärke und Lebendigkeit!

Kontrolle und Fürsorge – den Unterschied erkennen

Bei all dem war es mein fehlendes Vertrauen, das mich solche Angst vor dem Fühlen haben ließ. Und in mir das Bedürfnis erzeugte, alles zu kontrollieren.

Fehlendes Vertrauen ins Leben führt zu vielen Verhaltensweisen, die kontrollierend sind und uns und andere einengen. Es ist problematisch, aus Mangel an Vertrauen unsere Partner zu kontrollieren, unsere Kinder mit Angst und Überfürsorge zu bewachen, weil etwas geschehen könnte, die Nahrungsaufnahme so sehr zu rationieren, bis man eine Essstörung bekommt. Und ebenso ist Kontrollverlust in unserem Verhalten und unseren Denkweisen destruktiv. Es ist wichtig sich zu fragen: Was können wir wirklich kontrollieren?

Wann wird Kontrolle zum Problem? Und wie lernen wir, konstruktive von destruktiver Kontrolle zu unterscheiden?

Ich habe für mich Folgendes erkannt: **Kontrolle und auch Kontrollverlust, die aus Mangel und Angst entstehen, sind destruktiv. Sich selbst, aus dem Bedürfnis heraus gut zu leben, ein Stück weit zu regulieren, behutsam Grenzen zu setzen und auf sich zu achten, ist konstruktiv. Das ist Fürsorge.** Kontrolle basiert auf Angst und Zweifel, Fürsorge auf Liebe und Zuwendung. In der Kontrolle steckt immer der Wunsch des Steuerns, des Lenkens, des Im-Griff-haben-Wollens und dieses Verhalten hat allzu oft die Angst als Antrieb und dient der Unterdrückung unserer selbst oder anderer. Auch im Kontrollverlust finden wir denselben, aus Angst geschaffenen Zustand, ein Übermaß. In der Fürsorge aber steckt etwas Maßvolles. Fürsorge ist Selbstliebe und Nächstenliebe.

Wir sollten einen genauen Blick auf unser Leben haben, auf unser Umfeld, unsere Ernährung, unsere Gedanken und unsere Sprache. Denn all diese Dinge entscheiden, in welcher Energie wir leben. Spreche ich zum Beispiel ständig schlecht über andere oder mich selbst, wird das zu meiner Realität und destruktive Energie umgibt mich und beeinflusst mich. Wie das Sprichwort sagt »Wie man in den Wald hineinruft, so schallt es heraus« oder auch »Wir ernten was wir säen«. Das Negative, das ich sage, zeigt und schafft das Negative in meinem Leben. Genauso ist es mit unserem Körper, unserer Ernährung und unserem Lebensstil. Ich kann nicht erwarten, gesund zu sein, wenn ich mich nur von Fast Food ernähre, zu viel trinke, rauche und Drogen nehme. Jedes Verhalten hat seine Ursache und Wirkung, die wir im Laufe unseres Lebens spüren werden.

Wenn wir lernen, mit uns selbst fürsorglich umzugehen, stellen wir unser Verhalten und unsere Gewohnheiten automatisch infrage. Tut mir das gut? Möchte ich das wirklich? Bekommt mir das? Was brauche ich? Was fühle ich? Was kann ich tun, um zu heilen? Wir beginnen, achtsam und fürsorglich in unserer Sprache und unseren Gedanken zu sein und beispielsweise auch negative Suggestionen über uns selbst loszulassen, wie »Ich kann das nicht«, »Das schaffe ich nicht«, »Ich bin hässlich«, »Ich bin zu dick«, »Ich bin nicht gut genug«, »Gefühle sind Schwäche«. Wir beobachten bewusst unser Verhalten unserem Körper und Geist gegenüber. Wir achten auf unseren Schlaf, auf unsere Ernährung, auf ausreichend Pausen. Anstatt zu kontrollieren, sind wir achtsam.

Mit unserem Körper und unserer Psyche ist es genau wie mit allen Dingen im Leben: Wenn wir sie nicht gut behandeln und pflegen, gehen sie kaputt. Und anders als bei einem Fahrrad oder einem Smartphone ist es schwer, Körper und Geist einfach zu reparieren. Dazu ist es wichtig zu verstehen, dass sie eine Einheit sind, zwei Teile eines Systems, die in ständiger Wechselwirkung stehen. Bin ich körperlich geschwächt, geht es mir nicht gut. Schlafe ich zu wenig, habe ich permanenten Stress. Dadurch komme ich in einen Erschöpfungszustand und habe auch keine Kraft mehr für die Bedürfnisse meines Geistes. Um gesund auf Emotionen reagieren zu können, ist es erforderlich, dass es uns auch körperlich gut geht. Genauso ist es andersherum. Ein erschöpfter, geplagter Geist hat unmittelbare Wirkung auf unseren Körper. Hinter jedem Symptom steckt ein Gefühl. Die Verbindung Körper-Geist ist sehr stark. Auch wenn viele Menschen die Wirkung ihres Geistes auf den Körper vielleicht ignorieren oder nicht verstehen, ist sie trotzdem allgegenwärtig.

Und jetzt kommst du!

Wie geht es dir gerade wirklich? Sorgst du gut für dich? Körperlich und seelisch? Was fühlst du?

Nimm einmal deine Gewohnheiten in den Blick: Schläfst du genug? Ernährst du dich ausgewogen? Fügst du deinem Körper irgendwo Schaden zu? Und schaue dir deine Gedanken an, in Bezug auf dich, auf deine Mitmenschen, vor allem in engen Beziehungen. Wie geht es dir wirklich mit dir selbst, mit deinem Partner, mit deinen Eltern, deinen Geschwistern, diesem einen Kollegen? Schaust du vielleicht manchmal sehr auf das Negative – oder machst du die

Augen dort zu, wo es unangenehm wird? Vermeidest du irgendwo
Traurigkeit, Wut oder Freude?

Leider lernen wir in dieser Welt, Rationalität und Willensstärke
über alles zu stellen. Aber worum geht es hier? Darum, die eigene
Heilung zu erlangen und einen echten Zugang zu sich selbst zu finden? Oder darum, den Normen einer blinden und tauben Welt zu
entsprechen? Diese Frage kannst nur du dir selbst beantworten. Was
ist deine erste und wichtigste Priorität?

Fürchte dich nicht vor deinen Gefühlen. Sie sind das Wertvollste,
was du hast. Denn wenn du beginnst, deinen Schmerz zu kontrollieren, nimmst du dir auch die Möglichkeit, Freude, Liebe und Glück
zu fühlen. Denn all diese Gefühle hängen zusammen. Freude und
Leid gehen Hand in Hand. Nur wer Trauer kennt, kann auch Freude
empfinden, das ist ein logisches Prinzip. Wenn wir uns selbst aus
Angst vor Verletzung das Fühlen verbieten, werden wir auf lange
Sicht gar nicht mehr fähig sein zu fühlen. Gefühllosigkeit ist das Re-
sultat jahrelanger Verdrängung. Trau dich zu fühlen, zu weinen, zu
schreien, ja, auch mal verzweifelt zu sein! Es lohnt sich und es geht
vorüber. Nur die Tränen, die fließen, gehen vorbei. Leben ist Fühlen. Das bedeutet auch, mal Schmerz und dann wieder Freude zu
erleben. Nimm beides zu gleichen Teilen an. Denn beide sind im
selben Maße wichtig im Leben. Schmerz ist ein so wichtiger Ratge-
ber, ein Wegweiser und Beschleuniger unserer Entscheidungen. Enttäuschung ist ein Weckruf unserer Illusionen. Lerne die Gesamtheit
aller Gefühle schätzen und du wirst sie besser annehmen können,
ohne Widerstand. Im Widerstand liegt immer Leid.

Es ist eine so erleichternde und befreiende Erfahrung, endlich
diese Rüstung, dieses Gefängnis der Kontrolle zu verlassen, endlich
wieder zu fühlen und sich frei zu entfalten. Traue dich, die Ketten
deiner Angst zu sprengen! Außerhalb dieses Gefängnisses wartet
eine wundervolle gefühlvolle Welt. Mache dir noch einmal klar:
Wenn wir etwas zwanghaft festhalten, mit Anstrengung abwehren oder unter Druck lenken wollen, ist meist Kontrolle im Spiel.
Wenn wir etwas mit bewusster Aufmerksamkeit und Hingabe in die

gewünschte Richtung bringen, wenn wir Dinge bewusst öfter tun und andere immer weniger, dann ist das Fürsorge. Um die Fürsorge in unser Leben zu integrieren und die Gefühle wirklich fließen zu lassen, brauchen wir Vertrauen.

Wie sieht es mit dir aus, wie sehr vertraust du dem Leben oder dir selbst? Was bedeutet das überhaupt für dich, dem Leben zu vertrauen? Ein Gedankengang, dem es sich vielleicht lohnt, mal in Ruhe für dich selbst nachzuspüren.

Verlier dich nicht in der Angst vor dem Verlust deiner Sicherheit, in der Angst vor dem Kontrollverlust. Lebe so frei und intensiv, wie du nur kannst. Geh sorgfältig mit dir um und widme dich deinem Leben. Du hast nur dieses eine, es ist ein Geschenk. Und auch, wenn es vielleicht nicht aus Gold ist und dein Start schwer war, gibt es immer eine Chance, Momente des Glücks, der Zufriedenheit, großer Liebe und Freude zu erfahren. Augenblicke der Versöhnung und Erkenntnis zu erleben und zu heilen.

STRESS

DIE ZEIT DER GRAUEN HERREN

Megatrend Stress

Seit einigen Jahren kommt es mir so vor, als hätte jemand die Zeit schneller gedreht. Als würde sie in doppelter Geschwindigkeit ablaufen. Ich habe ständig das Gefühl, dass ich nicht mehr so viel schaffe, wie noch vor ein, zwei Jahren. Und es geht nicht nur mir so. Nach vielen Gesprächen mit Menschen verschiedenster Altersgruppen zu diesem Thema konnte ich erfahren, dass alle, ja selbst 20-Jährige, dieses Gefühl kennen. Und das hat einen Grund: Alles entwickelte sich früher viel langsamer, allein dadurch war auch der Mensch langsamer, hatte mehr Zeit. Durch den ständigen technischen Fortschritt hat sich der Mensch in den letzten 100 Jahren zigfach schneller entwickelt als in den Jahrtausenden zuvor. Und diese gewaltige Entwicklung bereitet uns Stress. Es ist im wahrsten Sinne des Wortes der Zeitgeist, der uns stetig vorantreibt: immer schneller, immer weiter, immer mehr!

Dabei sollte uns die Technik doch entlasten, nimmt sie dem Menschen doch so viel Arbeit ab! Wenn man überlegt, was es früher allein für eine Knochenarbeit war, seine Wäsche zu waschen, zu schleudern und zu trocknen und das am besten noch an einem Fluss. Heute: Maschine auf, Wäsche rein, danke, fertig! Sogar Trocknen ist mit dabei. Ich frage mich, warum wir dann nicht alle den ganzen Tag mit einem Lächeln auf den Lippen und völlig relaxt durch das Leben gehen? Ist es nicht absurd, dass wir, obwohl wir so unglaubliche technische Möglichkeiten haben, nicht entspannter werden, sondern, ganz im Gegenteil, uns immer gestresster fühlen? Warum nehmen Angststörungen, ADHS und Depressionen exorbitant zu? Warum reden heute schon Schüler von Konzentrationsproblemen und Burn-outs? Natürlich hat es all das früher auch schon gegeben, aber nicht so häufig und schon gar nicht bei derart jungen Menschen. **Umso mehr wir durch die technischen Errungenschaften können, umso mehr müssen wir auch machen, umso mehr müssen wir lernen und anwenden.** Alles wird dabei immer vielschichtiger und herausfordernder. Das erzeugt Druck auf uns, verändert unsere Empfindungen und unsere Wahrnehmung.

Die immer schneller wachsende Welt ist für uns Menschen nicht mehr zu bewältigen. Und dieses Wachstum hört nicht auf. Natürlich ist unser Verstand fähig, sehr vieles zu lernen und von Generation zu Generation werden die Fähigkeiten des Menschen immer komplexer. Heute hat ein 6-jähriges Kind schon mehr Technikverständnis und kann mehr digitale Geräte bedienen, als ein erwachsener Mensch es vor nur 40 oder 50 Jahren konnte. Noch nie lernte der Mensch so schnell, war so mobil und so global vernetzt. Innerhalb von Sekunden können wir live mit Menschen auf der anderen Seite der Welt kommunizieren, sie dabei sogar sehen und hören. Wo früher das Überbringen von Informationen Monate bis Jahre gedauert hat, können wir Tausende von Nachrichten auf einmal an jeden Ort dieser Welt schicken. Aber selbst wenn unser Gehirn all das verarbeiten kann, was macht das mit unserer Seele?

Kleine Kinder müssen heute erschöpft und geistig überfordert ihre durchorganisierten Tage bewältigen wie Manager die Leitung einer großen Firma. Es werden Termine ausgemacht, Wochen im Voraus, damit Kinder zusammen spielen können. Wo ich als Kind noch Kind sein konnte, gespielt habe und meine Fantasie sich frei entwickelte, wird heute einzig auf Leistung und Ergebnisse gesetzt. Natürlich liegt das auch an den Eltern, die ihre Kinder diesem Druck aussetzen, aber nicht allein. Denn auch Eltern sind dem Druck der Gesellschaft und den Anforderungen dieser Zeit unterworfen. Sie fragen sich zu Recht: Wenn ich mein Kind aus diesem Leistungswahnsinn heraushalte, wird es dann mit den anderen mithalten können? Hat es dann überhaupt noch eine Chance, ein gutes Leben zu führen?

Hier begegnen wir dem Kern von Stress: Es ist Angst. Angst ist der Auslöser von Stress. Wir haben Angst, dass wir selbst oder unsere Kinder nicht genügen. Wir haben Angst, alles falsch zu machen, Angst, der Leistung nicht zu entsprechen, die verlangt wird. Wir fürchten, dadurch die Anerkennung anderer zu verlieren, unseren Status, Geld, den Job, ja, unsere Lebensgrundlage. Im Stress begegnen uns so viele angstvolle Gedanken und so viel Angstverhalten.

Mein Leben in diesem Stress, in dieser Angst, hat mir bereits zwei Burn-outs beschert. Burn-outs sind tiefe Erschöpfungszustände, die nicht selten Ähnlichkeit mit Depressionen haben. Sie zeigen sich in permanenter Kraftlosigkeit, Antriebslosigkeit und Lustlosigkeit, in tiefer seelischer Erschöpfung. Burn-outs entstehen, wenn wir eine körperliche oder geistige Belastung zu lange ignorieren und immer weiter gegen die Anzeichen unseres Geistes und Körpers ankämpfen, weil die Angst uns immer weitertreibt. Eines Tages brechen wir unter dieser Last zusammen.

Die Chance meines Lebens

Bevor ich Rokko Kowalski, der PR-Manager in »Verliebt in Berlin«, wurde, hatte ich schon einige Kino- und TV-Filme gedreht. »Die Nacht der lebenden Loser« oder »Autobahnraser« hatten mir schon etwas Aufmerksamkeit beschert. Es kam ab und zu mal vor, dass ich auf der Straße erkannt wurde, was mich natürlich freute. Schließlich ist es immer schön, wenn man Feedback für seine Arbeit bekommt. Dennoch war ich zu diesem Zeitpunkt nicht wirklich bekannt. Das alles sollte sich in einer einzigen Nacht ändern.

Im Frühling 2005, kurz vor meinem 26. Geburtstag, bekam ich einen Anruf von meinem Agenten. Es ging um eine Casting-Einladung für die Telenovela »Verliebt in Berlin«. Daily Soaps oder Telenovelas hatten in der Branche damals einen bitteren Beigeschmack. Soaps galten als qualitativ minderwertig und die Darsteller als Laien. Wer Soaps macht, so die gängige Meinung, wird nie in ernsthaften und inhaltlich wichtigen Filmen mitspielen. Wer Soaps macht, ist für immer verbrannt! Diese Vorurteile waren mir natürlich vertraut und ich war mir nicht sicher, ob ich diese Telenovela machen möchte. Aber ich habe eine ganz wichtige Grundhaltung, nach der ich lebe und die für den Großteil meines Glücks verantwortlich ist: Es ist die Fähigkeit, Ja zum Leben zu sagen! Ich bin immer erst einmal positiv Neuem gegenüber eingestellt und mache mir bei einer Entscheidung nicht endlos viele Gedanken. Ich sagte meinem Agenten, dass ich das Casting machen will und wir dann einfach mal schauen, was passiert.

Ich hatte von »Verliebt in Berlin« bisher nur mitbekommen, dass meine Kollegin Alexandra Neldel die Hauptrolle spielt und dass die Serie sehr erfolgreich ist. Mehr wusste ich nicht. Ich kannte Alex vom Kinofilm »Die Autobahnraser«. Ich mochte sie, wir hatten uns gut verstanden. Und so bin ich, ohne viel nachzudenken, zu diesem Casting gegangen. Es war mir in diesem Moment egal, ob ich die Rolle bekomme oder nicht. Ich bin ein Mensch, der seine Arbeit immer gut macht, egal, worum es geht. Das tue ich aus einer tiefen Überzeugung heraus. Es geht mir einfach um die Sache, darum, für mich und andere etwas Gutes abzuliefern. Egal, ob ich als Schauspieler, Fotograf oder Coach arbeite, ob ich moderiere oder Regie führe: Ganz oder gar nicht. Mit viel Engagement und wenig Erwartung an andere. So war ich schon immer.

Genau mit dieser Haltung ging ich in das Casting. Offen und mit Freude. Ich traf Alex. Es war gleich sehr lustig und wir verstanden uns wieder sehr gut. Ich nahm mir die künstlerische Freiheit, den Text der Szene etwas zu verändern und einfach locker und spaßig zu spielen. Auch dachte ich mir, okay, wenn ich schon Telenovela mache, erschaffe ich eine außergewöhnliche Figur. Etwas, das man nicht im TV erwartet. Ich gab Vollgas und dachte noch, während ich spielte: Oh Mann, das wird wahrscheinlich nichts, das ist denen viel zu schräg. Aber Alex und ich lachten viel und es war echt locker. Ich bin raus und hatte es fast schon wieder vergessen.

Ich weiß nicht mehr, ob Tage oder Wochen vergingen, doch eines Nachmittags rief mich mein Agent wieder an. Ich war gerade mit einem Freund in Berlin Mitte unterwegs, den ich beim Shoppen begleitete. (Man hat mich schon damals gerne bei Modefragen zu Rate gezogen.) Mein Agent sagte: »Jetzt halt dich fest! Die wollen dich als Rokko Kowalski und das wird die neue männliche Hauptrolle in ›Verliebt in Berlin‹!«. Ich hatte zum Zeitpunkt des Castings nicht gewusst, welche Bedeutung die Figur haben wird. Es war damals auch alles etwas geheim gewesen. Und jetzt diese Info! Mein

Agent sagte mir, dass ich für ein halbes bis dreiviertel Jahr täglich drehen würde, da ich das neue Love Interest für Lisa Plenske sein würde. (Für alle, die keine Ahnung haben, wovon ich gerade spreche: Lisa Plenske war die Hauptfigur, die Alexandra Neldel in der Serie spielte.) Ich war so aufgeregt. Aber jetzt kam erst der richtige Hammer: Mein Agent hatte als Gage zwanzigtausend Euro pro Monat für mich rausgehandelt! Das war und ist unendlich viel Geld für mich.

Meine Familie war nie wirklich arm, aber auch nie reich gewesen. Weil meine Mutter ja eher ein Hippie und etwas alternativ drauf war, gab es bei uns weder Taschengeld noch sonstigen Kram, den andere Kinder so hatten. Meine Familie lebte nicht das typische Konsum- und Status-Verhalten anderer Familien. Wie ich das beispielsweise von meinen Mitschülern in Portugal kannte. Die deutsche Schule in Lissabon, auf die ich ab der zweiten Klasse ging, ist eine Eliteschule, besonders für Portugiesen. Wer von dieser Schule kommt, kann studieren, wo er möchte. So waren die Familien meiner Mitschüler sehr betucht und das wurde auch gezeigt. Die Eltern waren alle für die Auslandsstandorte großer deutscher Firmen tätig und hatten von ihren Arbeitgebern dicke Häuser mit Pool und fette Firmenautos gestellt bekommen. Nicht alle protzten, aber dennoch waren sie unübersehbar wohlhabend. Ich war das nicht. Teure Markenklamotten gab es bei uns nicht. Ich hatte keine coolen Sneaker, kein neues BMX-Rad, nichts von dem Zeug, was man halt als Teenager haben möchte, um dazuzugehören. Keinen Game Boy, keinen Computer, keine Konsole. Wir hatten ja noch nicht mal einen Fernseher. Und wir hatten auch kein normales Auto, sondern ein Wohnmobil, mit dem mich meine Mutter auch immer mal zur Schule fuhr und abholte. Ich weiß noch, wie sehr ich mich dafür geschämt habe. Ich war dadurch so anders als alle anderen. Heute weiß ich dieses Wohnmobil und was wir mit ihm erlebten unglaublich zu schätzen. Damals hat mich sehr belastet, dass wir dafür ausgelacht wurden. »Die leben wie Zigeuner«, das war ein Satz, den ich in meiner Kindheit immer wieder hörte.

Ich hatte immer das Gefühl, arm zu sein. Die Angst vor Armut, vor dem Verlust meiner Sicherheit und meines Wohlstandes und damit meiner Freiheit ist ein sehr ausgeprägtes Thema in meinem Leben und eine meiner häufigsten Ängste. Sie hat mich sehr lange getrieben.

So war das Angebot für die Rolle in »Verliebt in Berlin« für mich damals der helle Wahnsinn! Zwanzigtausend Euro im Monat! Ich konnte es nicht fassen. Das bedeutete für mich nicht nur absoluter Reichtum, sondern auch die Möglichkeit, endlich mehr zu haben als so viele andere. Ich dachte nicht eine Sekunde darüber nach. Ich überlegte nicht, ob diese Rolle oder das Format für mich langfristig schädigend sein könnten oder ob es an dem aktuellen Punkt meiner Karriere sinnvoll war, eine Telenovela zu drehen. Ich fragte mich auch nicht, was das bedeuten würde, über so viele Monate täglich zu drehen und wie es mir dabei gehen würde. Ich hatte richtig Bock auf diese Serie. Das war DIE große Rolle! Und ich konnte zum ersten Mal in meinem Leben wirklich Geld verdienen. Da konnte ich doch nicht Nein sagen!

Die erste Challenge

Die Vorbereitungen starteten. Bei der Maskenprobe kamen wir auf die Idee, dass die Figur Rokko einen Schnurrbart haben könnte. Ein großer Spaß, der zu meiner Vorstellung dieses etwas schrägen Typen ideal passte. Damit waren wir unserer Zeit um 15 Jahre voraus! Heute tragen viele junge Männer den »Rokko-Gedächtnisschnauzer«.

Beim ersten Treffen mit den Kollegen bekam ich dann den ersten Dämpfer. Die Serie lief zum Zeitpunkt meines Einstiegs bereits seit einem Jahr und war bekanntlich sehr erfolgreich. Das hieß, ich kam jetzt als neuer in eine feste Gemeinschaft. Und das auch noch als neue Hauptfigur. Der Empfang war verhalten. Aber was hatte ich auch erwartet? Ich bin ein sehr impulsiver, emotionaler und einnehmender Mensch. Gerade in der Vergangenheit war ich sehr präsent, ich konnte mich nie wirklich zurücknehmen in Gruppen, ganz nach dem Motto: Hier bin ich und ich nehme mir den Raum, den ich brauche und will! Das ist natürlich nicht immer und für jeden cool. Gerade, wenn andere auch ihren Raum wollen. Ich erkannte schnell, dass diese ganze Serie eine Welt für sich war, mit eigenen Regeln und Hierarchien, vielen Egos und eigensinnigen Persönlichkeiten. Aber ich ließ mich nicht aus der Ruhe bringen. Ich freute mich, mit Alex zu drehen und sagte mir, das alles wird schon.

Ich war bis zu diesem Zeitpunkt noch nie so lange irgendwo fest angestellt gewesen. Aber das ist nun mal der Fall, wenn man bei einer Serie arbeitet. Eine Soap wird außerdem über viele Monate immer im selben Studio und über den gesamten Tag gedreht. Das bedeutet, dass man jeden Tag pünktlich um 8 Uhr auf der Matte stehen und teilweise bis 19 Uhr am Set sein muss. Als Teil des Hauptcasts dreht man extrem viel. Es gibt Tage, da ist man nonstop im Studio. Und bis auf die kurze Zeit der Pause sieht man keinen Himmel und atmet immerzu diese Studioluft. Es war außerdem nicht nur ein krasses Pensum an Drehzeit, sondern auch eine Masse an Text, die ich so überhaupt nicht kannte. Die tägliche Menge an Material, die bei einer Serie zu drehen ist, ist mit einem Film nicht zu vergleichen. Es wird mit vielen Kameras gleichzeitig gedreht. Und auch das Drehtempo ist ein ganz anderes. Es herrschte Druck am Set. Man hatte nicht viele Möglichkeiten auszuprobieren oder etwas zu erarbeiten. Man musste einfach funktionieren.

An meinem ersten Drehtag war ich echt nervös. Ich erinnere mich noch genau, wie ich in meiner ersten Szene mit einem Kickroller aus dem Fake-Aufzug im Studio gefahren kam. Alles klappte ziemlich gut. Ich nahm mir die Zeit und den Raum, den ich für meine Figur und die Intensität meines Spiels brauchte. Nur leider sprengte das den vorgegebenen Rahmen. Man vermittelte mir, dass ich schneller zu spielen habe, auch fingen Produktion und Sender an, sich in mein Spiel einzumischen. Meine Art zu sprechen wurde kritisiert. Dabei hatte ich beim Casting ganz genauso gesprochen und sie hatten mich genommen!

Ein paar Tage später, in einer Mittagspause, wurde ich im Studioflur von der Produktion abgefangen. Neben mehreren Vertretern der Produktionsfirma waren noch der damalige Serienchef von Sat 1 und eine Sprechtrainerin dabei. Die ganze Gruppe stellte sich im Halbkreis um mich herum auf und mir wurde gesagt, ich solle mit der Sprechtrainerin an meinem Sprachfehler arbeiten. »Was für ein Sprachfehler bitte?«, fragte ich irritiert. Ich wusste wirklich nicht, was sie meinten. Ich hatte zu diesem Zeitpunkt schon einige Filme gedreht und über zehn Jahre auf der Bühne gestanden und noch nie hatte irgendjemand mich auf einen Sprachfehler angesprochen, geschweige denn ein Problem in meiner Sprechweise gesehen. Plötzlich merkte ich, wovon die Rede sein musste: Ich habe einen ganz leichten S-Fehler, nicht stark, er kommt nur sehr selten, wenn ich sehr schnell spreche oder müde bin zum Vorschein. Und ja, ich war in den letzten Tagen angespannt und erschöpft gewesen.

Ich spürte sofort den Zorn in mir hochkommen. Da standen sie wieder, die Autoritätspersonen, die mir sagen wollten, dass mit mir etwas nicht stimmte. Der liebe Serienchef teilte mir mit, dass die Rolle »mehr Sexappeal« haben solle. Die Figur, wie ich sie angelegt hatte, sei ihnen »zu bunt und schräg«. Rokko solle ja die neue Liebe von Lisa Plenske werden. Das müsse »glatter« werden! Und der Sprachfehler sei »eher albern«. Und dann kam der Punkt, der mich fast zum Ausrasten gebracht hätte. Ganz nebenbei, als kleiner Witz am Rande, äffte mich der Chef nach, und sagte mit einem völlig übertriebenen Lispeln: »Susi, sag mal süße Sahne!« – alle lachten. Ich spürte den Stress und diese unkontrollierbare Wut in mir aufsteigen, diese Wut, die mich in meinem Leben schon so oft in große Schwierigkeiten gebracht hatte.

In diesem Augenblick im Studio, umringt von diesen Besserwissern, wollte meine Wut, dass ich mich auf diesen Lackaffen in seinem Spießeranzug stürzte, und ihm meine Faust in sein dämliches Lachen schlug. Gott sei Dank habe ich in meiner Jugend bereits eine Technik gelernt, mit der ich meine Wut kanalisieren konnte, um der zerstörerischen Energie nicht nachzugeben: die Drei-Finger-Technik. Ich drückte meinen Daumen, den Zeige- und Mittelfinger zusammen. Ich spürte diese Ohnmacht, die Panik und den Impuls anzugreifen, um aus dieser für mich gefährlichen Situation ausbrechen zu können. Alles wäre kaputt gewesen. Die Rolle meines Lebens, meine Karriere, das Geld, was ich verdienen konnte, der mögliche Reichtum. Alles wäre zerstört gewesen, im Bruchteil einer Sekunde. Angst, panische Angst überkam mich. Ich durfte das alles nicht verlieren! Ich hörte das Lachen wie Dröhnen in den Ohren. Mein Blick wurde immer enger, mir wurde schwindelig. Ich hörte jemanden etwas sagen, verstand die Worte aber nicht. »Lächeln«, schoss es mir in den Kopf: »Lächeln, einfach lächeln, sie dürfen es nicht merken. Lächeln, oder du verlierst alles«. Ich lächelte. Automatsch drückte ich dabei die drei Finger und sagte mir im Geiste meinen wichtigsten Satz: »Ich bin nicht meine Angst, auch das geht vorbei.« Und es wirkte. Meine Wut löste sich auf. Ich wurde ruhiger. Ich war zwar noch aufgewühlt und verletzt, aber ich konnte meine Gefühle und mein Verhalten wieder bewusst steuern. Ich sagte artig, dass ich natürlich gerne mit der Sprechtrainerin zusammenarbeiten werde und lächelte weiter, auch wenn mein Herz raste und ich immer noch schwitzte. Die Gruppe ging. Es wäre ganz sicher kein Problem für mich gewesen, mit der Kritik umzugehen, wäre man mir mit einer anderen Haltung und einem anderen Ton begegnet. So war der Stress für mich vorprogrammiert. Es machte mich noch eine Weile lang wütend, dass ich Sprechtraining machen musste. Aber als meine Wut sich gelegt und ich wieder die Möglichkeit hatte, das Ganze mit einer anderen Haltung zu betrachten, konnte ich auch sehen, dass es nicht schadete. Dennoch habe ich mir die Eigenart des Sprechens bei der Figur Rokko beibehalten. Schon aus Prinzip. Und weil ich es für die Figur interessant fand.

Aber was blieb, war eine Verunsicherung, die mich mehr und mehr stresste. Ich dachte ab diesem Vorfall unentwegt, dass ich aufpassen musste, wie ich spielte, wie ich sprach, sonst wäre ich raus. Der Druck in mir stieg. Und er wurde umso massiver, je näher die erste Ausstrahlung meines Auftritts in der Serie kam. Denn am Ende entschieden ja die Zuschauer mit ihren Reaktionen, wie Rokko ankommt – und ob gemocht wird, was ich mir für die Figur so ausgedacht hatte. Es konnte auch in die Hose gehen, das war mir bewusst. Ich spielte die Figur eben etwas unorthodox. Wenn sie nicht gut ankommen würde, wusste ich, dass ich entweder ersetzt oder alles an der Figur geändert werden würde.

Leistungsdruck – und sein hoher Preis

Es vergingen einige Wochen und ich versuchte, mich an dieses tägliche Frühaufstehen, um pünktlich um 8 Uhr im Studio zu sein, zu gewöhnen. Ich habe bis heute immer noch so meine Schwierigkeiten mit der Pünktlichkeit. Besonders am frühen Morgen. Zu dieser Zeit aber war es für mich eine echte Katastrophe, mich plötzlich an derart enge Zeitvorgaben halten zu müssen. Vor der Serie hatte ich gemacht, was ich wollte, war ständig feiern gewesen und erst frühmorgens aus den Clubs gekommen. Die Umstellung war gravierend. Das hatte ich mir natürlich alles nicht überlegt, als ich die Rolle zugesagt hatte. Wie es sich anfühlen würde, in so einer Maschinerie zu stecken, war mir nicht klar gewesen. Ich kam ein paar Mal etwas zu spät und kriegte direkt Ärger. Ich war gerade noch ganz neu und musste schon beim Producer antanzen. Dort bekam ich einen Einlauf, dass die Produktion ein Team sei und ich mich anpassen müsse. Das wollte ich auch, ich wollte ein Teil dieses Teams sein! Ich hoffte so sehr, ich würde das schaffen. Ich ging nicht mehr in Clubs und zwang mich, früh ins Bett zu gehen. Es gelang mir mit unglaublicher Disziplin, alles anders zu machen, als ich es kannte und eigentlich wollte.

Meine Freiheit und Unabhängigkeit gerieten dabei, in meiner Wahrnehmung, immer mehr in Bedrängnis. Ich hatte erneut das Gefühl, ich müsste jemand anderes werden, um in diesem System zu funktionieren. Aber diesmal wollte ich es! Ich wollte es schaffen, was immer es auch kosten sollte.

So wurde meine Zeit bei »Verliebt in Berlin« zur Zerreißprobe für meine unterschiedlichen Persönlichkeitsanteile. Der eine Anteil ist der, der frei sein will, der sich niemals unterordnen wird, der entstanden ist durch die Ausgrenzung in Schule und System. Ganz nach dem Motto: »Willst du mich nicht, will ich dich schon gar nicht!« So habe ich mich gegen alles gestellt, was ich als Unterdrückung meiner Persönlichkeit empfunden habe. In all den Situationen, in denen ich mich auch nur ein bisschen anpassen musste oder zurücknehmen sollte. Doch die Folge war oft eine Rüge – und diese war für mich gleichgesetzt mit der Kindheitserfahrung, ausgegrenzt zu werden. Das verletzte den anderen Anteil meiner Persönlichkeit. Den, der sich nach Zugehörigkeit sehnt, der Bewunderung und Bestätigung möchte, der sich eigentlich vom System, den Menschen, wünscht, geliebt und bewundert zu werden. Diese beiden Anteile führten einen täglichen Kampf um die Macht in meiner Psyche. Das hieß nichts anderes als Dauerstress, also Angst nonstop. **Wer gegen sich selbst Krieg führt, kann nur verlieren. Es zerfrisst dich, es kostet enorm viel Energie und du kommst nie mehr runter. Der Stress erzeugt Schlafprobleme, Appetitlosigkeit und eine permanente innere Unruhe: der perfekte Nährboden für Ängste.**

Seit meiner ersten Panikattacke mit 21 hatten meine Ängste bis hierhin deutlich abgenommen. Der komplette Verzicht auf Alkohol und Drogen hatte viel bewirkt. Auch Sport hatte mir geholfen, mich besser zu fühlen. Zeitweise dachte ich sogar, alles wäre wieder normal. Doch jetzt waren die Angstzustände wieder da. Und diesmal konnte ich nicht einfach etwas weglassen und alles wurde besser. Dass ich an den Ursachen meiner Konflikte arbeiten, meine alten Persönlichkeitsanteile akzeptieren und die Angst in ihrem Ursprung bearbeiten hätte müssen, war mir zu diesem Zeitpunkt schon bewusst. Aber ich war noch nicht in vollem Maße bereit, das zu tun. Ich kannte bereits einige Techniken, die mir halfen mit der akuten Angst besser umgehen zu können. Aber was ich damit tat, war Symptombekämpfung, keine Ursachenbewältigung. Bis ich das verstanden und gelernt habe, zogen noch einige Jahre ins Land.

Ich wollte bei alldem auch nicht, dass jemand merkt, wie es mir geht oder wie ich fühle. Das war schon mal das erste Problem. Denn wenn wir unsere Angst verbergen und uns verstellen, lehnen wir die Angst, und alles, was sie uns zeigen möchte, zutiefst ab. Und ich habe es eingangs schon gesagt: Wie sollen wir etwas annehmen, was wir ablehnen?

Ich dachte immer, wenn ich die Angst nicht spüre, ist alles okay. Und wenn sie doch wieder mal präsent wurde, hatte ich ja Techniken, die sie erträglicher und kontrollierbarer machten. So konnte ich viele Jahre funktionieren – nicht heilen, aber doch überleben und arbeiten.

Die erste Ausstrahlung – es wurde ernst!

In einer Serie produziert man immer einige Wochen im Voraus. Das bedeutete, ich drehte, war aber für die Zuschauer noch gar nicht im Fernsehen zu sehen. Meine erste Folge, die ausgestrahlt wurde, kam an einem Freitag. Natürlich saßen meine ganze Familie und alle meine Freunde vor den Bildschirmen. Auch wenn ich schon einige Filme vorher gedreht hatte, bei keinem einzigen war ich bei der Premiere so nervös gewesen wie bei »Verliebt in Berlin«. Bei einem Film sind die Dreharbeiten ja bei der Ausstrahlung abgeschlossen. Selbst wenn der Film nicht gut ankommt, hast du ihn abgedreht und es geht weiter – mit einem anderen Projekt. Hier, bei der Serie, war das anders. Wenn ich jetzt nicht gut war, wenn die Rolle nicht funktionierte oder die Zuschauer doof fanden, was ich machte, musste ich das noch viele Monate weitermachen. Dazu kam, dass mir mittlerweile bewusst war, wie viele Menschen »Verliebt in Berlin« täglich sahen: Millionen! Ein wirklich sehr erfolgreicher Kinofilm hat mal 1-2 Millionen Zuschauer, was für deutsche Produktionen richtig gut ist. Wir hatten jeden Tag 3-5 Millionen oder mehr! Das große Finale hatte später mehr als 7 Millionen Zuschauer. So was hatte es in so einem Format noch nie gegeben.

Als ich mich dann selbst im TV sah, fand ich gut, was ich da machte – was sehr entscheidend war, denn ich war viele Jahre mein härtester Kritiker gewesen. Und auch Familie und Freunde gaben gutes Feedback, selbst die ganz Ehrlichen waren weitgehend positiv in ihrer Kritik. Das erste Mal seit Wochen konnte ich wieder etwas besser schlafen.

Überraschung im Kaufhaus

An dem darauffolgenden Montag hatte ich frei. Ich ging am Nachmittag in ein sehr bekanntes schwedisches Modehaus, um etwas ganz Triviales zu kaufen, wahrscheinlich Unterhosen. Der Laden war ziemlich voll. Ich holte mir die Schlüpper und latschte zur Kasse. Ich merkte schon, dass immer mehr Leute mich anschauten. Also nicht flüchtig, so im Vorbeigehen. Nein, je länger ich da durch die Gänge lief, umso mehr hatte ich den Eindruck, dass jeder in diesem verdammten Laden mich anstarrte. Das war ein sehr merkwürdiges Gefühl. So etwas hatte ich noch nie erlebt. Ich ging zur Kasse und stellte mich an. Vor mir war eine Gruppe jüngerer Mädchen. Eines drehte sich um, sah mich und fing an zu kreischen! Ich erschreckte mich zu Tode. Sie zeigte mit dem Finger auf mich und rief:»Du bist doch dieser Neue bei ›Verliebt in Berlin‹, du bist doch Rokko!« Ich war völlig baff, wie schnell das ging mit dem Erkanntwerden! Ich freute mich natürlich auch, obwohl das Ganze etwas Beängstigendes hatte.

Die Mädchen wollten Autogramme. Klar, dachte ich. Das war ja cool und witzig. Ich denke, es war eine Schulklasse, die in Berlin zu Besuch war, denn es gab sehr schnell einen kleinen Tumult bei der Kasse und dann kamen immer mehr Leute. Plötzlich wurde es beklemmend. Ich war auf einmal komplett umringt von Menschen. Ich schrieb einfach weiter Autogramme, versuchte, mich auf das Schreiben zu konzentrieren und nicht auf meine aufsteigende Panik. Mir wurde zunehmend heißer, ich begann stark zu schwitzen und mein Herz fing an zu rasen. Ich konnte hier nicht mehr raus, nicht mehr weg. Ich machte Atemübungen. Doch das funktionierte nicht, weil mich ständig jemand etwas fragte. Dann kam dazu, dass alle ihre Namen sagten und wollten, dass ich»für Tina« und»für Susi« schreibe. Susi ist ein einfacher Name. Doch es gab auch Namen, die ich nicht richtig verstand, oder von denen ich nicht wusste, wie man sie schreibt. Es war mir total peinlich, als ich ein paar Namen falsch schrieb und die Fans enttäuscht reagierten und ein neues Autogramm wollten. Ich traute mich nicht zu fragen, wie man den Namen richtig schreibt. Mir war meine Legasthenie ja zutiefst unangenehm. Das Ganze bereitete mir einen riesigen Stress. Die Angst, jeden Namen falsch zu schreiben, das Drängen der Leute. Es waren vielleicht 20-30 Menschen, was eigentlich nicht so viel ist. Doch in diesem Moment in dem Kaufhaus war das nun mal meine erste Autogrammstunde. Und da reichten die paar Leute schon, um in mir eine ausgewachsene Panikattacke auszulösen. Alles drehte sich, ich wollte nur noch weg, die Leute wegschubsen und einfach losrennen. Gott sei Dank kam dann Sicherheitspersonal vom Laden und löste die Gruppe auf. Ich flüchtete regelrecht aus dem Laden. Erst einige Straßen weiter setzte ich mich auf eine kleine Mauer. Und bekam den Zitteranfall des Grauens! Ich konnte es durch nichts stoppen. Das Zittern war so stark, dass eine Frau, die vorbeikam, fragte, ob es mir gut ginge. Als ich nicht antwortete, wollte sie den Krankenwagen holen, was das Ganze noch schlimmer machte. Ich dachte nur: Nicht ins Krankenhaus, das ist die Hölle! Ich sprang auf und rannte einfach weg. Ich rannte wie blind immer weiter, als ginge es um mein Leben. Irgendwann hörte die Panik auf. Ich war kilometerweit gerannt und hatte keine Ahnung, wo ich war. Irgendwann fand ich meine Orientierung wieder und fuhr mit der U-Bahn nach Hause. Als ich in der Bahn saß und es voller wurde, spürte ich die nächste Angstwelle kommen. Doch diesmal konnte ich sie rechtzeitig stoppen. Hier konnte ich Atemübungen machen und meine Drei-Finger-Technik. Ich saß und konnte mich besser konzentrieren. Als ich zu Hause ankam, war ich so erschöpft, dass ich sofort ins Bett ging.

Je länger ich im Fernsehen zu sehen war, je bekannter die Figur Rokko wurde, desto öfter wiederholten sich Situationen, in denen mich Menschen auf der Straße erkannten, ansprachen oder Autogramme wollten. Irgendwann hatte ich mich besser daran gewöhnt und gelernt, ruhig zu bleiben. Ich wusste, dass ich nicht mehr

unerkannt irgendwo hingehen konnte. Wirklich egal, wo ich auftauchte, die Leute erkannten mich. Und es gab auch sehr lustige und
besondere Momente.

Reale und fiktive Angst – ein großer Unterschied!

Die Angst vor Autogrammstunden mit sehr vielen Menschen blieb
aber. Auch wenn ich es immer besser schaffte, diese Termine zu bewältigen. Nur einmal erlebte ich noch eine sehr einprägsame Situation.

Ich hatte damals mit einer Modemarke einen Testimonial-Deal
und machte für sie eine Autogrammstunde in einem ihrer Läden,
in einem sehr großen Shoppingcenter in der Nähe von Leipzig. Wir
hatten solche Aktionen schon mehrmals gemacht und es war immer
easy für mich gewesen. Ich hatte mich ganz gut an die Menschenmengen gewöhnt und hatte inzwischen immer jemanden neben mir
sitzen, der mir ins Ohr flüsterte, wie man die Namen schreibt, wenn
ich es mal nicht wusste. Auch war es immer leichter für mich, einfach nach der Schreibweise zu fragen. Auf Dauer wurde ich auch
immer besser, denn die meisten Namen wiederholten sich natürlich.
Mir machten diese Autogrammstunden sogar inzwischen Spaß.

An diesem Tag war das anders. Was mir niemand gesagt hatte,
war, dass an diesem Wochenende die Eröffnung des gesamten Cen-
ters stattfand. Es gab im Haus unzählige Aktionen und so waren
Tausende von Menschen unterwegs. Überall im Center standen
Aufsteller, die auf die Autogrammstunde mit mir hinwiesen. Und es
kamen immer mehr Menschen in den Laden und an meinen Tisch.
Die Fläche des Ladens war allerdings sehr klein und der Andrang
wurde immer größer, die Schlange vor dem Laden immer länger. Es
drängten so viele Leute auf einmal in den Laden, dass einige stolper-
ten, weil sie von hinten geschubst wurden. Die Menschen, die raus-
wollten, kamen nicht mehr nach draußen, weil zu viele reinwollten.
Wir hatten einen Security-Mann dabei, der aber zusammen mit den
Angestellten des Ladens komplett überfordert war. Plötzlich gerieten Leute in einen Streit und fingen an, sich zu schlagen. Innerhalb

von Sekunden entstand eine Panik und alle wollten fluchtartig das Geschäft verlassen, was wegen des Andrangs einfach nicht ging. So drängte alles in meine Richtung, da ich am Ende des Ladens saß. Die Leute fielen über meinen Tisch und warfen alles um. Sie fielen auf mich und wir stürzten nach hinten. Alles schrie durcheinander, die Schaufensterpuppen fielen um, Leute stürzten übereinander. Etwas traf mich im Gesicht und am Kopf, ich glaube, es waren Füße.

Was sehr interessant war, ist, dass ich im Augenblick der wirklichen Bedrohung keine Panik hatte! Da war kein Zittern, kein Herzrasen. Ich war hellwach und ganz konzentriert. Ich konnte mich wieder aufrappeln und flüchtete mich in einen kleinen Personalraum hinter mir. Von da aus gab es eine Tür in ein hinteres Treppenhaus. Erst als ich in Sicherheit war, kam die Angst. Das war sehr spannend zu beobachten. Es zeigte mir einen ganz klaren Unterschied, der mir später beim Verstehen und Behandeln meiner Angst sehr geholfen hat. Was ich erlebt habe, war der Unterschied zwischen realer Angst und fiktionaler oder fiktiver Angst. Also zwischen einer Situation, in der wir wirklich einer Gefahr ausgesetzt sind und reagieren müssen und einer Situation, in der die Angst nur in unserer Wahrnehmung und Fantasie, in unseren Gedanken und Emotionen stattfindet, weil es gar keine äußere Bedrohung gibt.

In realen Gefahrensituationen wird aus Angst eine Art Instinkt, ein Überlebensinstinkt, der uns hilft, zu reagieren. Er gibt uns das Kommando, schnell wegzulaufen, ganz still zu halten oder uns zu wehren. Diese Reaktionen sind im ältesten Teil unseres Gehirns abgespeichert und werden in Sekundenbruchteilen abgerufen. Ganz ähnlich wie im Tierreich, wo diese unterschiedlichen Überlebensstrategien bei lauernder Gefahr blitzschnell zum Einsatz kommen: Flucht, Angriff oder Totstellen. Wir Menschen kennen und bedienen diese Verhaltensweisen ebenfalls – abhängig von unserem individuellen Charakter und unseren persönlichen Erfahrungen. Früher musste der Mensch sich voll und ganz auf diese Instinkte verlassen, lag er falsch oder war er zu langsam, starb er ganz einfach. Heutzutage können wir Menschen meistens schlecht mit realer Gefahr umgehen. Das liegt daran, dass wir keine wirkliche Gefahr mehr kennen, zumindest die meisten von uns. Unsere Instinkte sind langsam geworden. Alles, was der Mensch nicht mehr benutzt und braucht, entwickelt sich zurück. Aber auch in unserer Welt gibt es Gefahren und Gewalt. Menschen, die sie erlebt haben, reagieren darauf anders. Ich habe mit vielen Klienten über dieses Thema gesprochen. Gerade Menschen, die bereits viele gefährliche oder sogar lebensbedrohliche Situationen erlebt haben, die zum Beispiel schon als Kinder mit solchen Erlebnissen umgehen mussten, haben gelernt, mit der Gefahr und der Angst umzugehen. Das ist im Grunde auch ganz logisch. Hier trainiert die Erfahrung den Menschen. Umso mehr Gefahren oder Angstsituationen wir überstehen und dadurch als positiv bewerten, umso leichter wird es für uns, mit den Auswirkungen von Angst umzugehen. Genau wie ein Elitesoldat die Fähigkeit hat, selbst unter der größten Gefahr klar und effektiv zu handeln. Natürlich kennt auch der Soldat Angst, aber er hat gelernt, sich der Angst zu stellen und sogar im Angesicht des Todes souverän zu bleiben. Alles reines Training.

Mut, Selbstverteidigung oder einfach nur das Ertragen von panischer Angst kann man trainieren. So habe ich über die Zeit gelernt, mit großen Ansammlungen von Menschen umzugehen, indem ich mich – durch meinen Job gezwungenermaßen – mit diesen Situationen auseinandersetzte. Nach jeder Autogrammstunde, in der alles gut gegangen war, nach jeder Situation mit Menschenmassen, die ich überstanden hatte, habe ich mir angewöhnt, diese aufzuschreiben und als positive Ressource zu nutzen. Als erlebte Überwindung von Angst, eine überlebte Gefahrensituation im Prinzip.

Auch wenn ich in 90 Prozent meiner Angstsituationen nicht in realer Gefahr war, hat es sich emotional doch so angefühlt. Viele solcher Situationen hatte ich zum Beispiel am Flughafen. Die Angst vor Menschenmassen oder Gruppen war meine erste und häufigste Angst. Und sie kam vor allem an Flughäfen und Bahnhöfen, in U-Bahnen, auf Konzerten und Festivals – überall, wo sich Menschen drängten und ich nicht wegkonnte. Durch viele bewusste Erlebnisse mit solchen Situationen und dem aktiven Umgang damit, ist es mir gelungen, eine angstfreie Haltung zu diesen Triggern zu entwickeln. Heute kann ich fliegen, auf Konzerte gehen, Zug fahren und, wenn es sein muss, mich auch in Menschenmassen stellen. Ich werde das nie lieben. Und diese gewisse Vorsicht und Unruhe sind immer da. Aber das ist auch gut so. Ich sehe sie als Warnung und die lässt mich wachsam bleiben. **Nur wer sich den Gefahren des Lebens bewusst ist, erkennt ihre Präsenz und kann sich ihnen stellen.**

Ein großer Erfolg – mit langem Nachspiel

»Verliebt in Berlin« war ein sehr großer Erfolg für mich. Und eine sehr emotionale und stressgeladene Zeit. Die Angst, nicht zu genügen, das tägliche Arbeitspensum, der Druck, diese Zeit so erfolgreich zu nutzen, wie es nur geht, Interviews, Shootings, Radiotermine, TV-Show-Auftritte, Events und Red Carpets. Action ohne Ende. Und innerer Stress. Ich ruhte mich nicht ein einziges Mal aus oder lehnte mich zurück, um meinen Erfolg zu genießen. Ich hatte immer diese Frage im Kopf: Was kann ich noch machen, um diesen Erfolg für mich zu nutzen? Was kann ich noch rausholen? Zudem ist die Erwartungshaltung, die mit solch einem Erfolg einhergeht, sehr hoch. Die vielen Fans muss man bedienen, für sie da sein. Man verdankt ihnen den Erfolg. Und auch wenn ich mich immer sehr über das Feedback und die Anerkennung freute, das Gefühl, nie privat zu sein, belastete mich extrem. Der Scheinwerfer war gefühlt immer auf mich gerichtet. Jeder betrachtete mich und bildete sich sein Urteil. Ja, natürlich kann man jetzt sagen »Heul leise, du hast dir den Beruf des Schauspielers ausgesucht!«. Stimmt, das habe ich und würde ich auch immer wieder tun. Doch war mir dieses Ausmaß von Erfolg und seine Folgen damals nicht bewusst. Ruhm hat definitiv Licht- und Schattenseiten, das habe ich gelernt und dafür bin ich dankbar. Der Schauspieler Jim Carrey sagte mal: »Jeder Mensch sollte einmal reich und berühmt werden, nur um zu erfahren, dass es nicht die Lösung ist.« Er hat recht. Leistungsdruck und Überforderung

STRESS

schwächen den menschlichen Geist ungemein. Unruhe und geistige Überlastung sind die Auslöser vieler seelischer Probleme und ernster Krankheiten.

Nach dem Abschluss von »Verliebt in Berlin« war ich psychisch und körperlich so erschöpft, dass ich monatelang nicht mehr richtig essen und schlafen konnte. Nervlich war ich so zerrüttet, dass schon ein Strafzettel mich zum Ausrasten brachte. Natürlich war mir bewusst, dass es eine herausfordernde Zeit gewesen war, aber dass es mich derart aus der Bahn warf, verstand ich einfach nicht. Bis zu einer entscheidenden Nacht.

Ich habe als Kind ein Lieblingsbuch gehabt: »Momo«. Falls du es nicht kennst, lege ich es dir sehr ans Herz. Für mich war es mehrmals im Leben wie eine Offenbarung. Die kleine Momo war ein Waisenkind mit der Gabe, wahrhaftig zuzuhören und mit ihrer Aufmerksamkeit den Menschen Liebe zu schenken. Jeder fühlte sich bei Momo wohl. Die Menschen aus der Gegend kümmerten sich um das Waisenkind und umeinander. Alle lebten zusammen in Gemeinschaft und Nächstenliebe. Die Menschen waren nicht reich, aber sie waren zusammen und glücklich. Eines Tages kamen »die grauen Herren« in diese Gegend. Sie stahlen die Zeit der Menschen, indem sie ihnen einredeten, sie müssten mehr schaffen, sie würden nicht genug erreichen in ihrem Leben, sie müssten effizienter sein, um Zeit zu sparen. Die Menschen glaubten den grauen Herren und begannen, sich zu verändern. Sie wurden gestresst, hatten keine Zeit mehr für sich und andere. Und jeder, der einem grauen Herren begegnete, vergaß ihn nach dem Treffen. Aber der Auftrag, das Verlangen nach mehr, das Gift im Herzen blieb. Nach und nach verlor Momo alle Menschen, die sie liebte. Auch die Kinder wurden von den grauen Herren in Schulanstalten gesperrt, damit sie lernten, effizient und erfolgreich zu werden. Kleine graue Herren. Momo war das einzige Kind, das die grauen Herren nicht mit ihrem Gedankengift erreichen konnten. Einfach nur, weil Momo nichts wollte. Sie war glücklich, nur mit den Menschen, die sie liebte. Momo begegnete einem dieser Herren und im Gegensatz zu allen anderen Menschen, vergaß Momo den

Mann im grauen Anzug nicht! Der graue Herr erzählte Momo, ohne, dass er es wollte, alle Pläne seiner Vereinigung, die nur mit der Zeit der Menschen überleben konnte. So begann ein Wettlauf mit der Zeit und gegen sie, in der Momo die Menschheit vor den grauen Herren retten musste.

Als ganz kleines Kind hat mir meine Mutter zum ersten Mal dieses Buch vorgelesen. Mit acht, neun Jahren habe ich es noch einmal selbst gelesen und später immer wieder als Hörbuch gehört. Ich habe mich so sehr mit Momo identifizieren können und tue es noch heute: Das Kind mitten unter uns, das trotzdem außerhalb der Gesellschaft lebt, das fremd ist und voller Fantasie, das Nächstenliebe schenkt und uns Menschen an die Liebe erinnert. Und dann kam der Augenblick, in dem ich mir der höheren Bedeutung der Geschichte bewusst wurde. Eines nachts, als ich vielleicht zwölf Jahre alt war, wachte ich schweißgebadet auf. Neben meinem Bett stand immer mein Kassettenrecorder. Denn ich hatte mir angewöhnt, Hörspiele anzumachen, bei denen ich dann meistens wieder einschlief. Ich startete die Kassette. Und es war zufällig Momo. Es war mitten in der Geschichte, genau an der Stelle, an der Momo zum ersten Mal den grauen Herren trifft und dieser ihr all seine Geheimnisse verrät. Ich hatte diese Worte schon Dutzende Male gehört, aber in diesem Moment war alles anders. Plötzlich verstand ich, was die grauen Herren sind. Wahrscheinlich habe ich in diesem Moment meine erste Erfahrung tiefer geistiger Erkenntnis gemacht, denn so etwas hatte ich noch nie erlebt. Ich war in diesem Moment so klar, als wäre ich verbunden mit allem Wissen dieser Welt. Ich spürte eine ganz tiefe und alte Kraft oder Sicherheit. Ich wusste einfach auf einmal, wer ich sein will und was diese grauen Herren sind. Wo und wie sie sich in dieser Welt tarnen. Ich schwor mir, dass sie mich niemals kriegen würden. Dass ich auf ihre Tricks niemals reinfallen würde. Das hielt genauso lange, bis ich erwachsen war. Und diese Geschichte vergessen hatte. Genau bis zu dem Moment, als mich mein Mangel in den Erfolgsdruck, in den ständigen Stress und die Verausgabung trieb. Die Angst, alles zu verlieren, hatte mich gefangen genommen.

Doch als ich dann, als Folge des Stresses bei »Verliebt in Berlin« so vollkommen erschöpft war, fiel mir die Geschichte von Momo wieder ein. Wieder war es nachts, wieder konnte ich nicht schlafen, wälzte mich hin und her. Mein Kopf schien zu platzen: diese Millionen von Gedanken, diese Spiralen an Grübeleien. Ich konnte es nicht abschalten. Plötzlich hörte ich die Stimme des Sprechers vom Hörbuch meiner Kindheit in meinem Kopf. Die Worte waren da, ich hörte sie ganz klar. Und alles kam wieder: die Erinnerung an den Abend im Bett als zwölfjähriger Junge, an den Moment dieser klaren Erkenntnis und an meinen Schwur. Ich musste bitterlich weinen. Das war zu dieser Zeit etwas absolut Unmögliches! Ich habe nie geweint, nie! Seit meiner Kindheit nicht. Aber in diesem Moment weinte ich so bitterlich, als ich verstand, wie mich die grauen Herren doch überlistet hatten, wie sehr ich doch das Opfer meiner Mängel und meines Verlangens geworden war.

In diesem Moment entschied ich, alles anders zu machen. Ich wusste, ich würde weiter gehen müssen, als ich bis zu diesem Zeitpunkt gegangen war: Ich wusste, es reichte nicht mehr, nur Techniken zu lernen, mit denen ich Ängste besser aushalte oder vermeiden kann. Ich wusste, ich würde mich komplett öffnen müssen, um all das, was da in mir tobte, zu erkennen, rauszulassen und zu heilen.

Ich sage das heute so klar. So klar habe ich in diesem Moment nicht gedacht. Es war auch kein richtiges Ziel. Es war aber eine ganz starke Sehnsucht nach echtem inneren Frieden, nach Ruhe und Heilung. Eine Sehnsucht, die alles übertraf, was ich je gefühlt hatte. **Erst wenn wir wirklich nicht mehr können und wollen, sind wir bereit, diesen Weg der Heilung zu gehen, denn er erfordert all unseren Glauben, all unser Wissen, all unser Vertrauen und all unsere Hingabe an uns und an die Heilung.** Es braucht eine sehr klare Haltung, eine klare Entscheidung und innere Kraft, sich bewusst diesem Weg zu stellen.

Die grauen Herren sind keine Fiktion

Die grauen Herren sind aktiver denn je. Sie stecken in allem, was uns minütlich an Reizen überflutet, und uns sagt: Du brauchst mehr! Michael Ende hat den Turbo-Kapitalismus, die Gier nach Erfolg, den Mangel, der uns durch Werbung eingeredet wird, das ständige Konsumieren und Optimieren in Gestalt der grauen Herren personifiziert. Der Autor hat dieses Buch 1973 veröffentlicht. Da war von Computern und Handys, von Business Coaching und Assessment Centern, Burn-out und Depression bei Jugendlichen noch nicht mal die Rede. Dennoch hat dieser kluge Mensch schon in dieser Zeit, im ständigen technischen Fortschritt und der permanenten Leistungssteigerung den Trend unseres Zeitalters erkannt. Und die große Gefahr für die Menschen, ihre Gesundheit und ihre Seelen gesehen.

Durch die Erfindung von Social Media hat sich die Informationsflut, die Überreizung und der Druck, dem wir täglich ausgesetzt sind, noch mal exorbitant vermehrt. Bilder und Videos werden im Sekundentakt auf unsere Netzhaut geschossen und müssen verarbeitet werden. Das Smartphone hat schon längst eine zentrale Stellung in unserem Leben eingenommen. Es ist sogar lebensnotwendig geworden. Und kontrolliert uns. Diese verdammten blauen Haken bei WhatsApp! Ich hasse sie! So kann jeder immer schön kontrollieren, ob man die Nachrichten gesehen hat oder nicht. Und wehe, man antwortet nicht gleich! Skandal in dieser Zeit! Und all diese Apps saugen unsere Aufmerksamkeit förmlich auf. Du willst nur kurz etwas schauen und zack sind 45 Minuten vorbei, in denen du nur sinnlos Videos und Fotos nach oben geswipet hast. Gerade TikTok ist ein Lebenszeit vertilgendes Monster. Ich muss mir verbieten, im Bett das Telefon zu benutzen, ansonsten wäre ich vor dem Einschlafen und direkt beim Aufwachen immer mit diesem Gerät in Kontakt. Nonstop.

Ob wir es merken oder nicht: Das alles ist purer Stress. Denn wir erleben permanent Druck. Wir sollen jemandem antworten, etwas kaufen, schöner werden, gesünder essen, effizienter arbeiten und überhaupt in allem schneller und besser werden!

Parallel zu der Unzahl an Verpflichtungen, die wir erfüllen sollen, müssen wir uns natürlich noch mit unserer Selbst-Optimierung befassen. Wehe, du bist nicht die beste Version deiner Selbst! Wehe, du bist nicht dabei, all deine Schatten in Top-Skills zu verwandeln. Und wenn du nicht gleich erfolgreich bist, bei deiner Suche nach Übersinnlichkeit, spiritueller Heilung und Glück, dann knall dir einfach ein paar exotische, schamanische Drogen rein und du wirst deine Bewusstseinserweiterung schon bekommen! Erleuchtung auf der Überholspur. Wofür? Damit wir noch mehr leisten können! Damit wir den ganzen Wahnsinn besser aushalten!

Was glaubst du, warum diese ganze Coaching- und Heiler-Branche gerade einen so unfassbaren Hype erlebt und jeder, der mal eine Banane geschält hat, anderen erzählen will, wie die Welt noch besser werden kann und du noch perfekter, ausgeglichener und heiliger wirst? Warum gibt es Abertausende an Meditationen und Selbstheilungskursen? Weil die Menschen das alles suchen und brauchen! Weil sie verzweifelt sind. Es ist ein so großer Markt, weil es eine so immense Nachfrage gibt. Die Menschen sind am Rande ihrer psychischen Kräfte.

Wir sind schon lange keine natürlichen Lebewesen diese Planeten mehr. Wir haben uns mit unserer Lebensweise von der natürlichen Energie dieser Welt abgekoppelt. Und sind aus dem Gleichgewicht geraten. Die gesamte Menschheit ist am Durchdrehen. Ja, natürlich hat es in der Geschichte immer Krisen gegeben. Aber noch nie stand die Menschheit vor solchen globalen Herausforderungen wie in dieser Zeit. Die Quittung für unser jahrzehntelanges Verhalten.

Und jetzt kommst du!

Stress ist das Erste, was wir lernen sollten, loszulassen. Stress ist eine Entscheidung. Denn Stress ist Angst und wir können selbst entscheiden, ob wir ein Leben in Angst führen wollen oder nicht. Mit Angst müssen wir ganz sicher leben, aber nicht in ihr. Das ist ein sehr großer Unterschied.

Das Beste, was konkret gegen akuten Stress hilft, ist Entschleunigung: Ruhe, Achtsamkeit und Bewusstsein. Ich habe mir über die Jahre angewöhnt, mir bewusste Pausen zu gönnen. Und das nicht erst, wenn ich aus dem letzten Loch pfeife, wenn mein Geist schon so angespannt ist, dass ich es nicht mehr ertrage, sondern gleich, wenn ich spüre, dass ich etwas Ruhe brauche. Zu lernen, auf uns zu hören und unseren Körper und Geist ernst zu nehmen, ist der erste Schritt. Nichts ist wichtiger als unsere Gesundheit. Das kann jeder unterschreiben, der Krankheit und körperliche Gebrechen erlebt hat oder erlebt. Nimm die Symptome und Reaktionen deines Körpers, wie auch deine Emotionen ernst! Sie zeigen sich nicht ohne Grund. Diese einfach zu betäuben und weiterzumachen geht auch nur eine bestimmte Zeit lang gut und dann kommt es richtig dicke. Nimm dein Leben und dich selbst wichtig. Du bist die Sonne deines Sonnensystems. Wenn dein Licht erlischt, erlischt alles Leben in dir. Denn aus einem tiefen Tal der Erschöpfung, der geistigen und körperlichen Krise wieder herauszukommen, dauert seine Zeit und ist sehr mühsam. Besser, du lässt es erst gar nicht so weit kommen! Wenn du früh genug die Zeichen erkennst und ernst nimmst, kannst du die Krise sehr gut verhindern.

Was sehr hilft, ist die Natur. Regelmäßige Spaziergänge in der Natur ohne Telefon und Störung geben viel Kraft und Ruhe. Die Natur erdet und entspannt. Schaffe dir regelmäßige Rituale! Bewusste Auszeiten von allen Medien: kein Handy, keine Nachrichten, keine störenden oder ängstigen Informationen. Gerade heute muss man sich davor schützen, dass all diese negativen Nachrichten in Dauerschleife den eigenen Geist zermürben. Sie schaffen viel Angst in den Menschen, aber oft keine Lösungen. Mach Pause, verbiete dir für gewisse Zeiten Internet und Nachrichten.

Sport ist ebenso ein ganz wichtiges Mittel gegen Angst und Stress. Bewegung und frische Luft sind, das ist wissenschaftlich erwiesen, maßgeblich entscheidend für einen gesunden Lebensstil. Bewegung muss kein Power-Sport sein. Es reicht ein ausgiebiger Spaziergang, am besten jeden Tag um die 10.000 Schritte. Das ist aber auch nur eine Zahl. Fühl in dich rein, hör hin, was du brauchst, du wirst es wissen.

Geistestraining und Meditation sind absolute Angst- und Stress-Killer. Regelmäßiges Meditieren hilft umgehend, mehr Entspannung, Ausgeglichenheit und Ruhe in unser Leben zu bringen und damit auch automatisch mehr Gesundheit. Ich weiß, viele finden Meditation schwierig und glauben, sie schaffen das nicht, können nicht im Schneidersitz sitzen oder finden keine Ruhe in den Gedanken. Weil sie glauben, man müsste absolut frei von allem Denken sein. Das ist nicht so. Es reicht, jeden Tag 15 Minuten bewusst zu atmen. Einfach nur sitzen, die Augen schließen oder sich mit offenen Augen auf etwas Schönes konzentrieren und atmen.

Ich liebe eine bestimmte, ganz einfache Atemübung. Ich mache sie täglich und empfehle sie auch meinen Klienten: Die 4-8-11-Methode. Vier Sekunden in den Bauch einatmen und dann langsam, mit einer leichten Lippensperre, die Luft acht Sekunden lang wieder ausatmen. Das Ganze elf Minuten lang wiederholen. Es gibt abgewandelte Versionen von dieser Technik, aber ich praktiziere diese und habe damit sehr gute Erfahrungen gemacht. **Das bewusste Atmen ist ein Schlüssel, raus aus Panik und Angst, denn viele unserer Angstsymptome kommen tatsächlich von einem zu flachen und hektischen Atmen.** Dadurch gelangt zu wenig Sauerstoff ins Blut und damit auch ins Gehirn, ein Gefühl von Schwindel entsteht, oft auch ein Kribbeln in den Händen. Ein ruhiges, auf das Ausatmen konzentriertes Atmen hilft, den Puls und den Blutdruck zu senken und Ruhe in ein aufgepeitschtes System zu bekommen.

Mache diese Übung täglich, damit du sie immer dann in Angstsituationen, wenn du sie akut brauchst, sofort nutzen kannst. Nicht erst in einer Panik- oder Angstsituation damit beginnen! Übe, wenn es dir gut geht, dann wird es zur Gewohnheit und es geht im Notfall ganz von allein.

Zu Anfang sind auch geführte Meditationen ein wunderbares Hilfsmittel für eine tägliche Entspannung und Stärkung unseres

Geistes. Wen ich hier sehr empfehlen kann, ist Veit Lindau. Ich bin kein großer Fan von geführten Meditationen, denn ich finde die meisten furchtbar, viel Blabla und wenig guter Inhalt. Ich weiß aber, dass sie sehr sinnvoll sein können, gerade am Anfang und deshalb empfehle ich die von Veit. Er macht das echt gut und seine Stimme ist sehr angenehm. Wer Veit Lindau nicht kennt: einfach mal auf YouTube, Instagram oder Google schauen.

Auch hier gilt das Prinzip der Selbstverantwortung. Finde selbst heraus, was für dich richtig ist und was zu dir passt. Ich kann dir nur Anregungen geben. Jeder findet seinen eigenen Weg. Das ist auch notwendig und das Prinzip der eigenen Heilung. Taste dich ruhig langsam an das Thema Meditation heran. Alles ist immer nur eine Frage der Übung. **Überfordere dich nicht gleich, sonst baust du wieder nur Druck auf, weil du glaubst, du musst eine bestimmte Technik oder Meditation gleich wie ein Profi machen.** Aber das ist Unsinn. Lieber einfach ganz ohne Erwartung ausprobieren. Es ist das gleiche wie beim Yoga, Boxen oder Qigong: Sei gut und geduldig mit dir – so machen die Dinge Spaß und bringen Zufriedenheit.

Wenn du Stress in deinem Alltag empfindest, ist es wichtig, neben akuten Hilfsmitteln auch langfristige Lösungen zu finden. Frage dich: Was ist die Angst hinter deinem Stress? Was verursacht den Druck? Jeder entscheidet selbst, ob er sich stressen lässt. Klar können andere Menschen versuchen, Druck auf uns aufzubauen, aber wir selbst entscheiden, den Druck auch anzunehmen.

Was stresst dich? Warum? Wer löst diesen Stress aus und macht dir Angst? Finde die Antworten auf diese Fragen und du wirst beginnen können, an ihnen zu arbeiten.

WUT

STARKER ANTRIEB UND VERZEHRENDES FEUER

Eine mächtige Kraft

Ich denke, kaum eine Emotion hat auf uns Menschen eine so große Wirkung wie Wut. Wut ist ein starker Impuls und ein Überlebensinstinkt. Sie ist diese mächtige Kraft, die antreibt und zerstört, die uns stark und zugleich schwach macht. Wut kann innerhalb von Sekunden alles zerstören, was jahrelang gewachsen ist. Und verdrängte Wut kann zu Hass werden – dem Gift, das wir selbst trinken und hoffen, dass andere daran sterben. Wie viele Jahre habe ich selbst unter diesem Gift gelitten. Hass und Wut, unbezwingbare, ja, blinde Wut waren tief in mir verborgen. Doch auch unter der Oberfläche hatten sie eine unheimliche, zerstörerische Wirkung.

Wut ist auch im Verborgenen ein alles verzehrendes Feuer. Sie macht uns blind für Frieden, mit uns und mit anderen. Wut lässt uns kämpfen, streiten und siegen. Wut ist auch eine starke, progressive Reaktion auf Ungerechtigkeiten und Missstände – und auf Angst. Wann werden wir denn wütend? Wenn wir ungerecht behandelt werden, wenn uns jemand respektlos oder bedrohlich begegnet. Wenn uns jemand etwas wegnimmt oder wir etwas verlieren. Wenn wir in unserer Freiheit, unserer Sicherheit und unserem Wohlbefinden eingeschränkt und behindert werden. Also immer dann, wenn wir Angst um unser Wohl haben, uns verteidigen wollen oder müssen. Wir brauchen Wut, um angreifen zu können oder uns zu wehren. Wut kann uns helfen, Grenzen zu setzen und deren Einhaltung einzufordern. Wut ist ein starker Motor für Veränderung in uns und in der Gesellschaft. Nichts ist gefährlicher als ein wütender Mob.

Wut ist eine Reaktion, die wir schon bei den kleinsten Kindern beobachten können. Nimm einem Kind sein Spielzeug weg und es wird wütend und weint. Kinder schlagen andere Kinder, wenn sie wütend sind, manche mehr, manche weniger, aber es ist ein Instinkt, der im Menschen verankert ist: sich wehren. Erst wenn wir Kindern beibringen, dass man andere nicht verletzen soll, wenn sie erleben, dass Hauen nicht schön ist und Leid erzeugt, wenn sie das auch emotional begreifen können, entwickeln sie eine emotionale Kontrolle. Konflikte sind dabei ein wichtiges Element. Ein Kind kann in einem

Konflikt viel lernen: seine Meinung zu vertreten, sie vor anderen zu verteidigen, sich selbst durchzusetzen oder auch mal nachzugeben. Durch Konflikte lernen Kinder auch zu kommunizieren und Grenzen zu setzen. Und sie erfahren, was es heißt, die eines anderen zu überschreiten. Sie lernen, was es bedeutet, selbst Stärke zu besitzen und auch, dass es andere Menschen gibt, die stärker sind. Solange Konflikte fair und auf Augenhöhe ausgetragen werden, können sie Kinder in ihrer Entwicklung voranbringen. Anders sieht die Sache aus, wenn Konflikte systemische Struktur bekommen, wenn sie so alltäglich, allgegenwärtig und dominant werden, dass es kein Entrinnen gibt. Dann entstehen fatale Belastungen. Ebenso wird es bedenklich, wenn die Kräfte der Streitenden nicht im Verhältnis stehen. Erlebt ein Kind Konflikte immer nur als die schwächere Partei, entwickeln sich massive Mängel in der Selbstwahrnehmung und im Selbstwertgefühl. Es wird sich zunehmend wehrlos fühlen.

Wie soll sich ein Kind auch täglich gegen ungerechte und lieblose Eltern verteidigen? Wie soll es gegen eine ganze Gruppe ankommen? Wie soll es sich gegen aggressive Mobber, die einfach größer und stärker sind, zur Wehr setzen? Gerade im Konflikt mit Eltern und in der Schule erleben Kinder immer wieder, was es bedeutet, machtlos und schwach zu sein, zum Opfer gemacht zu werden. Diese Erfahrung hinterlässt Spuren, tiefe Wunden in der Seele eines Menschen, die ihn im schlimmsten Fall sein ganzes Leben lang begleiten. Sie wirken in ihm nach und korrumpieren seine Wahrnehmung, seine Sicht auf die Welt und auf alles, was ihm begegnet. Das erlebte Leid, diese Ohnmacht und die daraus entstehende tiefe Wut legen sich wie eine unsichtbare Schicht auf seine Seele.

Die erste echte Wut – eine prägende Erfahrung

In meinen ersten Lebensjahren war ich ein sehr fröhliches Kind. Ich lachte viel und war so gut wie immer freundlich und vergnügt. Natürlich war ich als kleines Kind auch mal wütend, wenn mein Bruder mich ärgerte oder ich etwas nicht durfte. Aber das waren kurze

Momente der instinktiven Wut. Das war nichts, was langfristig blieb, nichts, was ich über Tage fühlte oder was mich zum Verzweifeln brachte. Auch über die Abwesenheit meines Vaters war ich als kleines Kind eher traurig als wütend.

Erst als ich in die Schule kam, lernte ich echte Wut kennen. Im Alter von fünf bis sieben Jahren erlangt ein Kind die volle Fähigkeit, sich selbst wahrzunehmen. Als ich mir meiner Selbst bewusst wurde und mit den Gemeinheiten und der Ablehnung meiner Mitschüler und Lehrer konfrontiert wurde, erlebte ich zum ersten Mal das Gefühl von intensivem Zorn verbunden mit Ohnmacht. Ich wurde von anderen Menschen ungerecht behandelt, gekränkt, geärgert oder sogar angegriffen – und erlebte, was es bedeutet, sich nicht wehren zu können, hilflos zu sein. Ich habe über die Hilflosigkeit schon gesprochen. In Bezug auf die Ohnmacht, die ich ob der Krankheit meiner Mutter und bezüglich meines Schmerzes und meiner Ängste um sie empfand. Und wie ich sie in dem Augenblick erlebte, als mir der Junge auf dem Spielplatz sagte, mein Vater hätte mich nicht gewollt. Das Erleben von Hilflosigkeit war damals auch einer der entscheidenden Auslöser für Wut in mir gewesen. **Wir werden wütend, wenn wir glauben, uns wehren und schützen zu müssen – und umso mehr, wenn uns das nicht gelingt.**

Ich hatte wie erwähnt auch schon als kleineres Kind Streitereien mit Freunden erlebt, war beleidigt, raufte mich. Doch in der Schule bekam Ärgern eine ganz andere Dimension. Ich erlebte eine andere Wut: die hilflose Wut über die Hänseleien der Kinder in meiner Klasse, in der Schule, in der ich nicht sein wollte. Sie machten Witze über mein Zuspätkommen und meine Unordnung und ließen mich auf dem Pausenhof nicht mitspielen. Die Jungs aus meiner Klasse waren schon zusammen im Kindergarten gewesen und kannten sich deshalb alle, es gab schon feste Freundesgruppen. Ich hatte einen Freund in der Parallelklasse. Er war, ähnlich wie ich, etwas eigen und eher schwächlich, der Typ Außenseiter. Ich weiß noch, dass er immer von den anderen Jungen verhauen wurde. Ich wurde zwar geärgert oder ausgegrenzt, aber Prügel bekam ich bisher nicht.

Es gab einen sehr starken älteren Jungen aus der zweiten oder dritten Klasse, der mich und meinen Kumpel besonders oft ärgerte. Er hatte es auf kleine, schwächere Kinder abgesehen. Er nahm uns Sachen weg, machte etwas von uns kaputt, demütigte uns zur Belustigung anderer. Seine Überlegenheit lag allein an seiner Größe. Der typische Mobber. Geärgert zu werden war für mich schrecklich. Aber das größere Problem war, dass mein Kumpel und ich so machtlos waren. Immer wenn ich geärgert wurde, fing ich an zu heulen. Das habe ich so gehasst. Denn natürlich bietet man dann noch mehr Angriffsfläche. Aber ich konnte die Tränen nicht aufhalten. Die Wut und die Ohnmacht waren so groß, dass ich nur noch weinen konnte. Das machte mich natürlich zum Schwächling, gerade als Junge. Wenn Lehrer kamen und ich erklären wollte, was geschehen war, konnte ich vor lauter Weinen gar nicht reden. Das verstärkte das Gefühl von Unterlegenheit nur noch mehr. Und es machte mich noch zorniger, besonders auf mich selbst. Denn ich war schwach. Ich spürte, dass ich nicht ernst genommen wurde und dass sich deshalb auch niemand für mich und meinen Kumpel einsetzen würde. Ich war irgendwann so starr vor Zorn, dass ich kein Wort mehr herausbekam. Und dann ging es los, dass ich nicht mehr schlafen konnte. Ich lag nachts in meinem Bett und überlegte fieberhaft, was ich tun könnte. Ich hatte immer mehr Angst vor diesen Kindern. Und wollte noch weniger in die Schule als je zuvor. Eines Tages gab es dann ein Ereignis, das alles auf die Spitze trieb.

Ungebremste Wut und ihre Folgen

Ich war bei einem Jungen aus der Nachtbarschaft zum Spielen. Die Eltern des Jungen hatten einen Bauernhof mit Gewächshäusern, vielen Schuppen und Ställen. Für Kinder zum Spielen genial. An diesem Nachmittag spielten wir beide draußen im Garten, als plötzlich ein paar andere Jungen aus der oberen Klasse auftauchten. Auch der Junge, der mich immer ärgerte, war dabei. Aber heute waren alle nett zu mir. Und wir spielten »Räuber und Gendarm«. In diesem

Spiel gibt es Polizisten und Räuber. Die Räuber verstecken sich und die Polizisten müssen die Räuber fangen. Wenn man gefunden wird, rennt man davon und versucht, einen bestimmten Ort zu erreichen, um abzuklatschen. Wenn man das schafft, ist man als Räuber frei. Wenn die Polizisten einen aber vorher fangen, wird man eingesperrt und kommt nur durch andere Räuber, durch ein weiteres Abklatschen, wieder raus. Natürlich werden die Räuber, die gefangen sind, bewacht. Es ist also ein Katz-und-Maus-Spiel – alles dreht sich darum, wer die Polizisten ablenkt und wer die anderen befreit.

Die coolen Jungs waren immer die Polizisten. Ich war immer Räuber. Das fand ich auch viel cooler – wer will schon ein Bulle sein? Ich war schon immer ein sehr flinkes Kerlchen und nicht leicht zu fangen. Ich versteckte mich und wurde ziemlich schnell entdeckt. Also sprang ich wie ein Hase davon, die größeren Jungs hinterher. Aber sie kriegten mich nicht. Irgendwann rannten mir alle nach, auch andere Jungen, die eigentlichen Räuber waren. Ich kletterte auf einen Stapel Holzstämme und rief ihnen zu, das sei unfair. Ich wollte wissen, warum die anderen Jungs jetzt Polizisten seien. Wie das so ist mit Hierarchien und älteren Kindern: Es war einfach so bestimmt worden. Das seien die neuen Hilfssheriffs, hieß es. Ich versuchte, von dem Holzstapel zu flüchten, aber ich war eingekesselt. Die Jungs bekamen mich zu fassen und packten mich ziemlich grob. Im Spiel war es nicht unüblich, dass es auch mal etwas ruppig wurde. Das machte mir nichts aus. Ich war schon immer sehr engagiert, wenn es darum ging, meine Rolle gut zu spielen, das gehörte alles dazu. Aber heute wurde es wirklich aggressiv. Sie schleppten mich zu einem der kleinen Ställe. Es stank heftig darin. Sie warfen mich ins Stroh und der große Junge aus der Schule, der mich schon immer ärgerte, setzte sich auf meinen Rücken und nahm meinen Arm in den Polizeigriff. Das war sein Ding. Das machte er auch immer mit meinem Kumpel. Er fand es toll, damit anzugeben, wie gut er diesen Griff konnte. Er tat mir richtig weh. Ich wollte ihn abschütteln, aber er war viel zu schwer. Er kommandierte die anderen herum, alles noch in der Tarnung des Spiels. »Los, Männer! Wir müssen dieses Räuberpack fesseln. Er darf uns nicht wieder entwischen!« Irgendwoher hatten die Jungs ein Seil und fesselten mir die Hände. Zwei weitere Jungs setzten sich auf mich. Ich bekam keine Luft mehr. Dieses Gefühl des Drucks auf der Brust werde ich nie vergessen. Ich wollte schreien, doch das ging nicht, da ich nicht atmen konnte. Mein Kopf wurde in das stinkende Stroh gedrückt und ich bekam alles in den Mund und in die Augen. Vergeblich versuchte ich, Luft zu holen. Ich bekam Panik und wurde unglaublich wütend. Doch ich durfte nicht weinen, nicht vor den Jungs! Als ich gefesselt war, standen die Jungs auf, gingen und schlossen mich im Stall ein. Ich fing an zu weinen. Mein ganzer Mund war voll mit dem stinkenden Stroh und es stach überall. Ich stand auf. Meine Beine hatten sie zum Glück nicht gefesselt. Das Seil war sehr rau und scheuerte an meinen Handgelenken. Es tat höllisch weh. Ich ging zur Tür. Sie war aus einzelnen Holzplatten gezimmert und ich versuchte, zwischen den Platten hindurchzuschauen, um etwas zu erkennen. Ich konnte niemanden sehen oder hören. Ich dachte mir noch, sicher wird einer der anderen Räuber gleich kommen und mich befreien. Eigentlich war man nie wirklich lange gefangen in diesem Spiel. Es war ein einziges Geschnappt-Werden-und-wieder-Abhauen. Doch wer sollte mich befreien? Alle Jungs waren ja jetzt Hilfssheriffs.

Ich rief um Hilfe. Aber niemand war da. Mir taten die Hände immer mehr weh, meine Handgelenke waren schon aufgescheuert. Ich bekam Angst, panische Angst. Ich wollte aus diesem Stall raus, es stank und als ich im Stroh gelegen hatte, hatte sich der ganze Staub in meinen Augen gesammelt, sie juckten schrecklich und waren geschwollen. Ich musste wieder weinen. Ich war so wütend auf die Jungs, so wütend, dass sie mich hier eingesperrt und zurückgelassen hatten. Das Schlimmste war erneut die Demütigung und dieses Gefühl der Machtlosigkeit. Ich fing an, gegen die Holztür zu treten, immer fester und fester. Ich wurde rasend vor Wut, fing an zu toben und zu schreien. Und trat immer wieder mit aller Kraft gegen die Tür. Aber das Scheißding wollte einfach nicht kaputtgehen, nicht mal ein bisschen. Ich war ein kleiner Junge und einfach nicht stark genug. Doch etwas Gutes hatte mein Ausrasten. Die Oma des

Jungen, auf dessen Hof ich war, hörte mein Schreien und kam zum Stall. Sie schimpfte schon von Weitem, was dieser Krach solle. Dann öffnete sie den Stall und schaute mich aus verständnislosen Augen an. Ich muss wohl sehr erbärmlich ausgesehen haben. Ich war nur noch am Schluchzen. Die Oma wollte natürlich wissen, was passiert war. Aber wenn ich versuchte, es ihr zu erklären, stotterte ich. Kein einziger vernünftiger Satz kam aus meinem Mund. Das machte mich noch wütender, denn ich schämte mich sehr. Dieses Stottern, wenn ich nervös wurde, ist lange geblieben und kam oft, wenn ich emotional stark unter Druck stand.

Die Oma machte meine Hände los und schimpfte weiter. »So was macht man doch nicht, der arme Junge.« Eigentlich redete sie mehr mit sich selbst als mit mir. Sie rief ihren Enkel, immer und immer wieder. Doch niemand tauchte auf. Dann brachte sie mich ins Haus und wischte mir mit einem nassen Lappen meine Augen sauber und wusch mir das Gesicht. Sie war auf ihre schroffe Art sehr nett. Sie setzte mich auf ein Sofa im Wohnzimmer und machte den Fernseher an. Das war etwas ganz Besonderes für mich. Ich durfte zu Hause nicht fernsehen. Wir besaßen nicht mal einen Fernseher. Es lief ein Film mit Cowboys. In dem Moment, als das Bild kam, war der Film mitten in einer Saloon-Schlägerei. Ich hatte so etwas noch nie gesehen. Ich war vollkommen fasziniert, wie sich diese Männer mit den Fäusten ins Gesicht schlugen und dann durch Fenster und Türen flogen. Ich denke, es war ein Film mit Bud Spencer und Terence Hill. Die beiden nahmen es mit einer riesigen Überzahl an Gegnern auf. Sie schlugen sie grün und blau. Niemand hatte eine Chance gegen die zwei. Ob ich so etwas in dem Alter sehen sollte oder nicht, schien die Oma nicht zu interessieren. Ich bekam eine Limo und Kekse und durfte einfach dasitzen.

Ich war immer noch aufgewühlt und wütend. Doch etwas ganz Neues wuchs in mir, ein Gefühl so stark und so mächtig, wie ich es noch nie gefühlt hatte. Es füllte mich ganz aus, vertrieb jede Angst und Traurigkeit. Es übernahm die Kontrolle meines kleinen Herzens: Dieses Gefühl war Rache. Ich wollte es den Jungen heimzahlen, dass sie mich so gedemütigt und mir wehgetan hatten. Ich würde es ihnen zeigen! Wie die Cowboys im Film würde ich sie schlagen, ja, mit der Faust ins Gesicht! Und sie würden durch Fenster und Türen fliegen. Ich sprang auf, sagte der Oma, mir ginge es wieder gut und dass ich nach Hause wolle. Ich rannte aus dem Haus zu meinem Fahrrad, das im Gras lag, sprang auf und machte mich, getrieben von diesem brennenden Gefühl in meinem Inneren auf die Suche nach den Jungen. Ich weiß noch, dass ich wie in Trance war. Ich malte mir genau aus, wie der große starke Junge durch meinen Schlag durch die Luft fliegen würde. Ich radelte wie ein Wahnsinniger, immer schneller und schneller. Ich fuhr zu allen Orten, die ich kannte, an denen wir immer spielten. Die Jungs waren nirgends zu finden. Ich fuhr weiter und wollte es am Sportplatz bei der Schule versuchen. Und tatsächlich: Hier waren sie alle und spielten Fußball. Diese Arschlöcher hatten mich gefesselt im Stall liegen gelassen, um jetzt in aller Ruhe zu kicken. Ich war blind vor Wut. Ich sah den Jungen, den Großen, wie er den Ball auf seinem Knie balancierte. Ich sprang vom Fahrrad und rannte auf ihn zu. Ich hörte die anderen etwas rufen, hörte Lachen und die Worte »Räuber-Baby« und »Heulsuse«. Ich ballte meine rechte Hand zu einer Faust und rannte auf den Jungen zu. Ohne ein Zögern entlud ich all meinen Zorn, die gesamte Wut über die Demütigung in diesem Schlag.

Ich denke, der größte Schreck war die Überraschung für den Jungen, als ihm ein so viel schwächerer, kleiner Junge vor all seinen Freunden, mit einem gellenden Schrei ungebremst mitten ins Gesicht schlug. Man schlug sich in unserem Alter nicht ins Gesicht. Man raufte oder schubste sich, trat vielleicht mal, aber das war schon eher selten. Das hier hatte der Junge nicht kommen sehen. Ich übrigens auch nicht. Denn mir war überhaupt nicht klar, was ich tat. Ich hatte tatsächlich erwartet, er würde jetzt abheben und wie im Film durch die Luft fliegen. Doch das geschah nicht. Was passierte war, dass ich einen stechenden Schmerz in meiner Hand spürte, als meine Faust den Jungen genau auf die Nase traf. Er kippte wie vom Blitz getroffen einfach nach hinten und das Blut schoss wie eine Fontäne aus seiner Nase. Der Junge schrie wie am Spieß und weinte dann sofort bitterlich. Er lag am Boden und hielt sich die Nase, Blut rann durch seine Finger. Alle waren wie unter Schock, keiner sagte ein Wort. Ich wollte schreien, ich wollte ihn anschreien, er solle mich in Zukunft in Ruhe lassen. Doch stattdessen musste auch ich heulen. Ich war so erschrocken über das, was ich getan hatte. Im Film hatte niemand geweint. Keiner hatte geblutet oder geschrien. So hatte ich das nicht gewollt. Ich hatte dem Jungen doch nicht so wehtun wollen. Ich wollte doch nur, dass er durch das nicht vorhandene Fenster fliegt und dass er mich in Ruhe lässt, aufhört mich zu ärgern, aufhört, mich so klein und schwach fühlen zu lassen.

Ich war starr vor Schreck. Eine kalte Hand griff nach meinem Herzen und packte zu. Da, wo noch vor einer Sekunde dieses glühende Gefühl der Rache gewesen war und mein Herz mit Hass erfüllt hatte, waren jetzt absolute Reue, Angst und Schuldgefühle. Es tat mir so leid. Der Schmerz, der durch mich hindurchfuhr, war entsetzlich. Zu wissen, dass ich diesen Menschen so verletzt hatte, machte mir große Angst. Ich war so geschockt von der gewaltigen Wirkung meiner eigenen Tat. Ich wollte sie ungeschehen machen, doch das war nicht möglich.

Der Junge stand auf und rannte davon. Keiner der anderen folgte ihm. Ich denke, ich war nicht der Einzige, der von diesem Kerl geärgert und rumkommandiert worden war. Nur der Erste, der ihn zu Fall gebracht hatte.

Ich war nun ein Täter

Ich fuhr nach Hause und versteckte mich in meinem Zimmer. Ich hatte Todesangst. Ich wusste, was ich getan hatte, war absolut falsch. Wer jemanden so schlägt, dass er derart stark blutet, der kommt ins Gefängnis, da war ich mir ganz sicher. Ich dachte, jeden Augenblick würden die Eltern des Jungen mit der Polizei kommen, um mich abzuholen. So ganz weit hergeholt war diese Angst ja auch nicht. Natürlich wäre ich nicht ins Gefängnis gekommen. Dennoch hätten die Eltern Anzeige erstatten können.

Stunden vergingen, aber niemand kam. Es wurde Abend und immer noch geschah nichts. Ich lag die ganze Nacht wach vor lauter Angst, was in der Schule am nächsten Tag auf mich warten würde. Aber auch dort passierte rein gar nichts. Niemand sprach mich an, kein Lehrer oder sonst jemand. War es vielleicht doch nicht so schlimm gewesen, was ich getan hatte? Die Schüler behandelten mich anders. Blicke wurden mir zugeworfen. Man redete über mich. An diesem Tag ärgerte mich niemand. Und auch an allen weiteren Tagen meiner Zeit an dieser Schule ärgerte mich kein Kind mehr.

Die älteren Jungen nannten mich ab jetzt »Rocky«. Ich hatte keine Ahnung, warum sie das taten und was dieser Name bedeuten sollte. Erst Jahre später habe ich verstanden, dass mein Spitzname auf den Film mit Sylvester Stallone anspielte und Rocky ein Boxer war. Aber auch ohne dieses Wissen begann ich, mich gut zu fühlen. Ich wurde stolz auf das, was ich getan hatte. Immer wenn die schrecklichen Bilder kamen, mit dem Blut im Gesicht des Jungen, wischte ich diese schnell weg. Wenn dieser Schmerz in mir stärker wurde, das schlechte Gewissen und das Mitgefühl mit diesem Jungen, begrub ich auch das ganz tief in mir. Die Eitelkeit und der Stolz hatten mich in ihren Fängen. Ich fühlte mich zunehmend besser, ich bekam deutlich mehr Respekt von den anderen Jungen. Für viele der Schwächeren war ich jetzt so etwas wie ein Vorbild: der gequälte Junge, der sich wehrt – der Held unzähliger Filme und Geschichten. Es war in gewisser Weise auch wichtig, dass ich eine Grenze gezogen hatte, mich selbst aus der Opferrolle befreit hatte. Doch es gab dabei eine Problematik: Die Wut in mir, der Zorn, der Hass haben mich zum Täter gemacht. Auch wenn meine Tat begründet gewesen sein mag, auch wenn sie vielleicht die meisten Menschen gutheißen würden und es wichtig ist, dass wir lernen uns zu verteidigen, gesunde Grenzen zu ziehen und uns nicht demütigen zu lassen, dürfen wir einen Aspekt nicht übersehen: Es ist niemals gut und zu rechtfertigen, dass uns der Hass zu Tätern macht. Ich habe diesen Jungen geschlagen, ihn damit gedemütigt und ihm Leid zugefügt, Punkt.

Gerechtfertigt oder nicht: Ich war nicht besser als der Junge selbst. Und tief in mir wusste ich, dass es falsch war, und es tat mir leid. Doch das wollte ich nicht sehen. Die Rolle des Helden schmeckte viel zu süß, um sie loszulassen.

Dieses Erlebnis war im Nachhinein eines der wichtigsten meines jungen Lebens. Denn ich hatte erfahren, was passiert, wenn man der Wut, dem Hass erlaubt, das eigene Handeln und Denken zu bestimmen. Wäre ich größer, stärker und vielleicht noch wütender gewesen, hätte ich diesen Jungen schwer verletzten können oder sogar töten. Aus dem Affekt passieren die meisten Totschläge.

Den Kreislauf durchbrechen

Dieses Beispiel zeigt sehr gut, wie das Prinzip von Ursache und Wirkung, wie der Kreislauf von Zahn um Zahn, von Leid und Vergeltung funktioniert. Wie wir Menschen im ewigen Strudel aus Gewalt und Gegengewalt gefangen sind. Hass erzeugt immer Leid, egal, unter welchen Umständen. Mit Zorn und Hass in unseren Herzen leben wir ein bitteres Leben. Erst wenn wir lernen, mit den Tätern unseres Lebens in Resonanz zu treten und zu verzeihen, wenn wir beginnen, uns friedlich abzugrenzen und aus der Vergebung zu agieren, werden wir diesen Kreislauf verlassen. Der Vater schlägt den Sohn, der Sohn schlägt seinen Sohn, dieser Sohn schlägt seinen Sohn ... Die Geschichte wiederholt sich so lange, bis ein Sohn innehält und sich entscheidet, nicht zu schlagen, sondern zu verzeihen. Damit er Frieden mit sich, mit dem Leid und dem Mangel seines Lebens schließen kann. Wenn er das entscheidet, ermächtigt er sich selbst zu der größten Veränderung, die ein Mensch überhaupt erreichen kann: das Verlassen des Opfer-Täter-Gefüges.

Wenn Zorn unser Leben bestimmt und wir Groll gegen die Menschen hegen, die uns Leid zugefügt haben, lassen wir es zu, dass diese Menschen weiter Macht über uns haben. Denn sie bestimmen weiterhin unser Handeln und Empfinden, obwohl sie vielleicht schon seit vielen Jahren nicht mehr in unserem Leben sind. Der Hass auf unsere Täter ist das Gift in unserem eigenen Leben. Wenn wir das Prinzip von Nächstenliebe leben wollen, sollten wir begreifen, was es bedeutet, wenn man sagt: »Liebe deinen Nächsten, wie dich selbst.« Behandle jeden anderen immer so, wie du selbst behandelt werden möchtest. Das gilt für alle Menschen, egal, was der andere tut, egal, ob er es verdient hätte oder nicht. Bleibe bei deiner Haltung der Nächstenliebe und deine Welt wird sich ändern.

Ich habe wegen des Schlags nie Ärger bekommen. Warum weiß ich nicht. Wahrscheinlich hat der Junge seinen Eltern nicht erzählt, was passiert ist. Vielleicht, weil er Angst hatte, dass herauskommen würde, was sie mit mir gemacht hatten. Der Junge hat mich nie wieder geärgert. Wir wurden keine Freunde, doch er ließ mich in Ruhe. Ich denke, es wäre für meine Entwicklung vielleicht besser gewesen, ich hätte richtig Ärger bekommen für das, was ich getan hatte. Denn dann hätte ich lernen müssen, dass alles, was wir tun, Konsequenzen hat und Gewalt keine Lösung ist. Ich hätte begriffen, dass auch ich ein Täter war. Stattdessen hatte ich etwas ganz anderes gelernt, nämlich dass Gewalt eine Lösung ist, dass es okay ist, anderen ins Gesicht zu schlagen, wenn sie einen quälen. Dass man sich stark fühlt, wenn man andere unterwirft und besiegt. Und dass man damit davonkommt.

Es ist wichtig zu begreifen, dass wir mit unseren Handlungen aus Zorn Schuld auf uns laden. Diese Schuld gilt es zu verarbeiten und zu lösen. In meinem Herzen wusste ich schon seit ich diesen Jungen auf dem Fußballplatz geschlagen hatte, dass Gewalt nicht richtig ist. Und ich habe nie vergessen, wie elend ich mich gefühlt hatte nach meiner Tat. Trotzdem habe ich erst viel später begonnen, in diesem Punkt auf mein Herz zu hören. Dann habe ich der Gewalt in meinem Leben, in einer sehr bewussten Entscheidung, abgeschworen. Und seit vielen Jahrzenten habe ich keine Gewalt mehr gegen andere Menschen ausgeübt. Nur ein einziges Mal ist das noch geschehen – dazu komme ich gleich.

Quälender Selbsthass – bis der Körper schreit

Doch nur weil ich keine Gewalt mehr gegen andere leben wollte, hieß das noch lange nicht, dass meine Wut, die Enttäuschungen und all die negativen Glaubenssätze, die mit dieser Wut im Zusammenhang standen, einfach verschwunden waren. Das waren sie nicht. Ich hatte sie nur tief in mir verborgen und wenn ich merkte, dass die Wut kam, wenn die Aggressionen zu groß wurden, habe ich sie an mir selbst ausgelassen. Einmal habe ich in rasender Wut so oft gegen einen Betonpfeiler geschlagen, dass ich mir die Hand schwer verletzte. Auch hier merkte ich, dass die Gewalt gegen mich sehr zerstörerisch ist. Und ich musste lernen, mir nicht mehr selbst zu schaden.

So bin ich schon als Teenager zur Silva-Mind-Control-Methode gekommen. Silva Mind ist ein Geistestraining, das ich bis heute täglich praktiziere und trainiere. Dieses Training wurde von José Silva in den frühen 50er-Jahren entwickelt. Silva Mind hilft, den Geist zu schulen und so zu trainieren, dass wir unsere Gedanken lenken können. Eine der Techniken, die ich bereits erwähnte, ist die »Drei-Finger-Technik«. Eine Manifestationsübung, bei der man die drei Fingerspitzen einer Hand, meistens Daumen, Zeige- und Mittenfinger zusammenbringt und diese Berührung mit einer konstruktiven Emotion verbindet. Im NLP nennt man das auch Ankern. Ich übte auf diese Weise, meine Wutimpulse zu kontrollieren und meinen Geist zu beruhigen. Ich speicherte bestimmte Gegenemotionen in mir, die ich jederzeit abrufen konnte, wenn ich merkte, dass die Wut in mir zu groß wurde. Die Drei-Finger-Technik bringe ich heute als Coach noch meinen Klienten bei. Sie ist eine wahre Wunderwaffe gegen Ängste und emotionale Disharmonie.

Ich setzte mich also schon in meiner Jugend mit dem Training meines Geistes auseinander, bis ich es schaffte, keine körperlichen Wutausbrüche mehr zu haben. Auf dieser Ebene hatte ich meine Wut also jetzt im Griff und meine Entscheidung, auch mir selbst keine Gewalt mehr anzutun, stand. Doch was war indes mit meinen Gefühlen? Nur weil ich meine Wut nicht mehr nach außen dringen ließ, war sie dennoch weiter in mir.

Ich hatte mich noch nie mit den Auslösern dieser Gefühle beschäftigt – vor allem mit der tiefen Wut auf meinen Vater und der Enttäuschung über ihn. Ja, dieses Thema war groß und sehr verdrängt. Genauso war es mit den Gefühlen, die die Krankheit meiner Mutter hervorgerufen hatte, die Erfahrungen, die ich als Kind nicht verarbeiten hatte können. Ich trug die Wut dieser Jahre lange in mir. Ich versuchte, sie zu kontrollieren, mich gegen sie zu stellen, mich selbst einzukerkern, jede Form von Konfrontation zu vermeiden. Ganz einfach, weil ich große Angst vor ihrer negativen Kraft hatte und davor, dass sie mich eines Tages überrollt. Ich fürchtete mich vor diesem Zorn. Ich glaubte, dass er alles verschlingt, was er berührt. Ich habe sehr lange gebraucht, diese Wut nicht mehr zu fürchten. Erst nach vielen Jahren der Aufarbeitung meiner Kindheit konnte ich diese Erlebnisse und die damit zusammenhängenden Gefühle ablegen, die Wut in mir in Frieden verwandeln. Doch bis es so weit war, brauchte ich offenbar erst noch weitere drastische Hinweise.

Das jahrzehntelange Unterdrücken meiner Wut führte irgendwann zu massiven körperlichen Problemen. Mit zunehmendem Alter bekam ich ständig Magenschmerzen, Probleme mit der Verdauung und dem Darm. Jede körperliche Reaktion erzählt uns eine klare Geschichte. So, wie es die Krankheit meiner Mutter getan hatte. Wenn wir lernen zuzuhören und hinzusehen, beginnen wir, die Sprache des Körpers zu verstehen. Er spricht mit uns, ständig und mit all seinen Möglichkeiten. Die Geschichte hinter meinen Symptomen war klar. Ich hatte die sprichwörtliche »Wut im Bauch«, die »mir auf den Magen geschlagen ist«. Ich war so unter Anspannung, dass sich in mir alles verkrampfte, als würde eine Hand meine Eingeweide umklammern. Auf emotionaler Ebene ist es viel schwerer, die Wut zu kontrollieren. Sie rumorte in mir. Und wurde irgendwann zu einer bösen Stimme gegen mich selbst. Ich fing an, mich selbst fertigzumachen. Ich habe mich innerlich verachtet und gequält. »Du kannst nichts«, »Du bist nichts«, »Niemand will dich«, »Du bist ein Versager«. Wenn ich in so einen Strudel geraten war, gab es kein Entkommen. Das ging dann so lange, bis sich die Wut irgendwann abgebaut hatte – und ich niedergeschlagen, voller Selbstzweifel und völlig zerrüttet zurückblieb. Die seelische Gewalt, die wir uns selbst antun können, ist absolut brutal. Sie kann uns zerbrechen.

Das Brodeln im Verborgenen – und die Gefahr des Ausbruchs

Irgendwann gab es ein Ereignis, das mir ganz klar zeigte, dass meine Wut nicht weg war, dass sie wie bei einem Süchtigen unter der Oberfläche schlummert und nur wartet auszubrechen. Ich habe mich viel mit Suchtkranken unterhalten. Viele von diesen Menschen sind seit Jahren trocken oder drogenfrei. Dennoch wissen sie, dass sie Alkoholiker, Drogenabhängige oder Spielsüchtige sind. Sie kennen ihr Thema und verfallen nicht dem Irrglauben, sie wären geheilt. Sich mit seinen Themen auseinanderzusetzen und zu wissen, welche Abgründe, Schwächen und Qualen in uns herrschen, ist überlebensnotwendig. Denn es reicht oft ein Fehltritt, um eine Lawine loszutreten. Ein einziger Schluck wird bei einem Alkoholiker Jahrzehnte der Kontrolle zunichtemachen. Gerade wenn wir uns im Sicheren wähnen, alles perfekt läuft und wir die Zügel lockerer lassen, kommt es dann oft ganz dicke. Weil wir unkonzentriert und unachtsam werden, wenn es uns besser oder gut geht.

Das Erlebnis, das mir in dieser Hinsicht eine große Lehre war, liegt etwa 10 Jahre zurück. Ich hatte an diesem Tag als Fotograf ein Mode-Shooting in Berlin gehabt. Danach wollten die Crew, die Kunden und die Models noch etwas trinken gehen. Ich war müde und hatte keine Lust, aber ich habe mich überreden lassen. Wir gingen in die Kitty Chang Bar auf der Thorstraße. Der Laden war früher mal richtig cool gewesen. Doch seit die Besitzer gewechselt hatten, war anstrengendes Publikum da und es wurde immer supervoll. Als wir kamen, war glücklicherweise noch nichts los und wir fanden einen kleinen Tisch. Es war auch erst ganz lustig. Doch dann wurde es irre heiß. Ich zog mein Jackett aus und legte es zu den Sachen der anderen auf die Fensterbank. Wir waren bestimmt zehn Leute und so machte ich mir keine großen Gedanken wegen der Jacke – es war ja immer jemand am Tisch. Die Leute im Club wurden immer betrunkener und die Stimmung wurde mir langsam unangenehm. Ständig schubste mich jemand oder schüttete seinen Drink über mich. Ich war irgendwann wahnsinnig genervt und wollte gehen. Doch als ich zur Fensterbank kam, musste ich feststellen, dass mein Jackett weg war. Niemand am Tisch hatte eine Ahnung, wer es genommen haben könnte. Ich wurde so wütend. Erstens liebte ich dieses Jackett und zweitens waren darin mein Telefon und ein Feuerzeug mit Gravur von meinem Großvater. Ich nahm dieses Feuerzeug nie mit in eine Bar. Ich hatte es nur dabei, weil ich nicht geplant hatte, nach dem Shooting noch wegzugehen. Ich war natürlich selbst schuld. Warum lasse ich die Sachen auch in der Jacke? Diese Erkenntnis machte das Ganze aber nicht besser. Auch wenn ich versuchte, mir zu sagen, es sei nur Materielles, es hätte keine Bedeutung, tobte ich innerlich.

Ein winziger Funken Hoffnung brachte mich dazu, noch mal an die Garderobe zu gehen: Vielleicht hatte ja jemand das Jackett abgegeben. Die Garderobe war im Keller des Clubs. Es war nur ein ganz kleiner Raum bei den Toiletten, der immer total überfüllt war mit Leuten. Es war auch diesmal so voll, dass man kaum mehr vor oder zurück kam. Ich kämpfte mich zum Tresen durch und fragte nach, aber natürlich war mein Jackett nicht dort. Ich merkte, dass mir das Gedränge und die Hitze richtig zu schaffen machten. Menschenmassen waren, wie ich schon erwähnte, noch nie mein Ding. Ich konzentrierte mich mit all meiner Geisteskraft auf meinen Atem. In dem kleinen Raum wurde es immer enger. Nichts bewegte sich mehr. Immerhin stand ich schon am Fuß der kleinen Treppe zum oberen Stock. Ich schaute nach oben und checkte sofort, warum sich alles staute. So ein Typ stand seelenruhig mitten auf einer Stufe und unterhielt sich mit einem Mädchen. Als gäbe es nur ihn allein in diesem Laden.

Bei Egoismus und Respektlosigkeit hört bei mir alles auf. Ich merkte, wie ich immer flacher atmete. Es war so unerträglich heiß. Niemand machte Anstalten, diesem Kerl mal zu sagen, dass er gefälligst weitergehen solle, damit die Menschen sich hier unten bewegen können. Ich hielt es nicht mehr aus und schrie den Typen an, er solle die Treppe frei machen. Falls es ihm nicht aufgefallen sei, es gäbe hier gleich eine Massenpanik! Der Typ war offensichtlich komplett besoffen, pöbelte in meine Richtung, ich solle die Fresse halten und blieb genau da stehen, wo er war. Ich wurde richtig wütend und sagte diesem Arsch, er solle sich sofort da wegbewegen, sonst passierte was. Ich spürte die rasende Wut so intensiv, wie ich sie seit bestimmt 18 Jahren nicht mehr gespürt hatte. An Atmung oder eine meiner antrainierten Techniken, um die Wut einzudämmen, war nicht zu denken. Alles in mir stand auf Rot. Auf Überlebensmodus. Ich drückte die Leute vor mir die Treppe hoch, damit diese Lämmer mal in Bewegung kamen. Und, ach, was für ein Wunder, der Typ trat etwas zur Seite und die Leute konnten die Treppe wieder benutzen. Als ich an ihm vorbeiging, warf er etwas in meine Richtung, wahrscheinlich einen Kronkorken. Ich riss mich so sehr zusammen, wie es nur ging und drückte mich an diesem Kerl vorbei. Ich wollte ihn ignorieren. Doch da kam ein Spruch von ihm, irgendwas mit »Was willst du denn schon?«. Ich entgegnete im Vorbeigehen so was wie »Das wirst du schon sehen«. Da rief er von hinten: »Du kleiner Spast!« und lachte laut auf. In diesem Lachen lag so viel Verachtung und Hohn, dass es schlagartig Klick in meinem Kopf machte. Blackout. Keine Kontrolle mehr. Blanker Hass. Ich drehte mich um und, ohne eine einzige Sekunde zu zögern, trat ich dem Typen vor die Brust. Ich war schon zwei Stufen über ihm und so traf mein Absatz wirklich genau die Mitte seines Brustkorbs. Der Typ war erst geschockt, dann schlug er um sich. Ein Schlag traf mich an der Wange. Der Mann hatte Kraft. Ein stechender Schmerz flammte in meinem Gesicht auf und mir wurde klar, was ich getan hatte. Ja, ich, der geschworen hatte, nie wieder einem Menschen Gewalt anzutun, der in den krassesten Situationen die Ruhe bewahrt hatte, der Streitereien auf der Straße schlichtete, dieser Mensch hatte eine gewalttätige Auseinandersetzung angefangen. Ich hatte mich nicht verteidigt, nein, ich hatte das hier begonnen. Ich war so entsetzt. Bevor die Nummer eskalieren konnte, waren schon die Türsteher da. Der Kerl pöbelte herum und legte sich mit ihnen an. Ich war plötzlich absolut ruhig. Ich schämte mich sehr. Ich bin dann nur noch raus aus dem Laden und lief los, wie unter Schock. Ich lief den ganzen Weg von Berlin Mitte nach Charlottenburg. Ich fühlte mich so elend.

Wut bleibt – bis wir ihre Ursache verstehen

Was war passiert? Wie konnte es nach so vielen Jahren zu so etwas kommen? Ich hätte schwören können, dass ich niemals mehr die Hand gegen einen Menschen erheben würde. Und das hatte ich seit meiner Jugend auch nicht mehr getan. Also warum jetzt?

Dieser Vorfall zeigte mir, wo ich stand in Bezug auf meine Wut. Nachdem der erste Schock verwunden war, war ich sehr dankbar für dieses Ereignis. Es hatte mich aufgeweckt und mir klar gezeigt, dass ich die Achtsamkeit nicht aus den Augen verlieren durfte. Mir wurde bewusst, dass ich allein die Verantwortung für das trug, was geschehen war. Ich hatte all das zugelassen. Ich hatte mich überreden lassen auszugehen, obwohl ich nicht wollte. Hier war ich bereits von meinem eigenen Weg abgekommen. Ich hatte zugelassen, dass man mich bestiehlt, denn ich hatte nicht gut genug auf meine Sachen geachtet. Ich hatte mich freiwillig in ein Umfeld von Betrunkenen und Drogen konsumierenden, aggressiven Menschen begeben. Ich hatte selbst etwas getrunken, nicht viel, aber dennoch: Alkohol ist Gift für unsere Nerven. Alkohol mindert die Zurechnungsfähigkeit und erhöht die Emotionalität, für Menschen mit Panik und Angst ein absolutes No-Go. Jeder darf natürlich machen, was er will. Ich kann nur aus Erfahrung sagen, dass es wichtig ist, einen klaren Geist zu bewahren. Sonst haben wir keine Chance, Trigger und Auslöser für unsere Ängste frühzeitig wahrzunehmen und unsere eigenen Verhaltensweisen ausreichend zu reflektieren. **Wir brauchen Bewusstheit, um uns zu schützen und in Gefahren- oder Stresssituationen besonnen reagieren zu können. Wenn wir nicht Herr über unseren Geist sind, werden wir zum Spielball all unserer unbewussten Emotionen und**

Reaktionen. Dinge geschehen und wir verlieren unseren Einfluss. Ich trage die Verantwortung für mein Leben, für mein Handeln und für meine Emotionen. Es ist meine Aufgabe, mich täglich auszurichten, für Ausgeglichenheit, geistige Entspannung und inneren Frieden in meinem Leben zu sorgen. Es ist an mir, zu entscheiden, welche Menschen ich in mein Leben lasse und von wem ich mich fernhalte.

In meinem Verhalten im Club kann man sehr gut das Wechselspiel von Angst und Wut erkennen. Als es im Club eng und heiß wurde, war ich schon angespannt. Dann stellte ich den Verlust meiner Jacke fest und geriet in einen Stressmodus. Mein ganzes System war auf Gefahr programmiert. Angst trat ein. Man hatte mir etwas weggenommen. Biologisch heißt das: Ich bin in Gefahr. Denn wenn mir jemand meinen Wohlstand raubt, greift er meine Sicherheit an und gefährdet mein Überleben. Also treten Körper und Geist in den Überlebensmodus, in diesem Fall in das Vereidigungsprogramm. Hätte ich das bewusst beobachtet, hätte ich meinem Geist Entwarnung gegeben. Denn es gab ja keine akute Bedrohung in diesem Augenblick. Dann hätte sich alles wieder entspannt. Doch ich tat genau das Gegenteil. Ich förderte den Stress, indem ich mich auf den Verlust konzentrierte. Ich ließ es zu, dass Wut und Angst meine Gedanken kontrollierten. Dann kamen noch die Trigger Menschenmenge und Hitze dazu, auch etwas, das ich hätte vermeiden können. Auch das hatte ich versäumt. Nichts von dem hätte geschehen müssen, wenn ich bei mir geblieben wäre. Doch es war gut, dass es geschehen ist, denn wieder konnte ich aus dem Leben lernen und mich besser verstehen. Mir ist erneut mein stärkster Mangel begegnet: das Gefühl, abgelehnt zu werden. Ich bin erst ausgerastet, als der Typ mich auslachte und mir das Gefühl vermittelte, ich wäre klein, ein Witz, ein Nichts. Er hatte keinen Respekt vor mir. Womit er mich gekriegt hatte, war mein immer noch vorhandener Mangel an Selbstwert. So wurde mir bewusst, dass ich immer noch Arbeit vor mir hatte. Dass ich mir erneut meinen Selbstwert betrachten sollte, um ihn zu stärken.

Ich war danach noch tagelang aufgewühlt. Mich ließ dieses Erlebnis nicht los. Ich machte mir selbst heftige Vorwürfe. Und verurteilte mich aufs Schärfste. Wie hatte ich nur so schwach sein können? So etwas durfte mir doch nach all den Jahren der Persönlichkeitsentwicklung nicht mehr passieren!

Hallo Ego, hallo Selbstbetrug, hallo Illusion!

Ich habe mich dann einige Tage später, als das Erlebnis immer noch in mir arbeitete, in einen Wald gesetzt. Die Natur hat immer eine besonders heilende Wirkung auf mich. Nirgends komme ich so zu mir, finde ich so viel Kraft, Zuversicht und Ruhe. Ich bin ein bekennender und aktiver Baum-Umarmer, es gibt für mich wenig, das so energetisierend ist, wie sich mit der Kraft der Bäume zu verbinden. Ich saß dann bestimmt zwei Stunden einfach nur da, auf einem Baumstumpf und kam immer weiter runter. Ich konnte spüren, wie sehr doch mein Geist aufgepeitscht, meine Nerven überreizt waren. Wenn wir in innerer Ruhe und Frieden leben wollen, ist es absolut notwendig, dass wir lernen, unseren Geist und die Nerven zu beruhigen. Denn auf dem Boden der Unruhe gedeiht die Wut bestens.

Als ich dort im Wald saß, wurde ich von Minute zu Minute immer entspannter und friedvoller. Jetzt konnte ich mich erneut dem Geschehenen widmen. Diesmal aber nicht aus der strafenden, verurteilenden Position, sondern aus der verständnisvollen, der selbstliebenden Haltung. Ich konnte mir sagen: Ich bin ein Mensch, ich habe tiefe Emotionen und das ist okay. Das ist sogar gut so. Meine Wut ist eine Emotion, ein Gefühl, das sein darf und seine Wichtigkeit hat. Denn ich bin bereit, auch aus dieser Erfahrung zu lernen. Das Erste, was ich machte, war, mir selbst zu verzeihen. Denn die Schuldgefühle und die Verachtung meiner Schwäche hatten einen tiefen Stachel in mein Herz getrieben. Ich entfernte diesen Fremdkörper und widmete mich meiner Selbstliebe. Ich ließ alles noch einmal Revue passieren und die Wut kam erneut. Doch diesmal hatte ich die geistige Freiheit, hinter die Wut zu blicken. **Und ich fand hinter der tobenden Furie in mir den kleinen verletzten, ängstlichen Jungen, der schreit und schlägt, weil er solche Angst hat,**

dieses Leben nicht zu schaffen. Der kleine Junge, der sich allein und ausgestoßen fühlt. Ich fing an zu weinen. Aber diese Traurigkeit hatte nichts mit dem zu tun, was ich im Club erlebt hatte, sondern nur mit dem, woran mich diese Situation erinnerte. Diese Erinnerung kam mit all ihrer Intensität. Ich ließ alles raus, einfach kommen, ohne mich zu schämen oder es kontrollieren zu wollen. Nicht mal verstehen musste ich diesen Augenblick.

Einssein mit allem

Als ich bestimmt eine Stunde lang weinend im Wald gesessen hatte, fühlte ich mich unendlich frei. Es war eine Form von Freiheit, die ich in meinem Leben so nur ein einziges Mal zuvor erlebt hatte. Ich muss damals etwa 8 Jahre alt gewesen sein. Nachdem mich die Grundschule in Denzlingen, unserem kleinen Dorf bei Freiburg, schon in der 1. Klasse auf eine Sonderschule hatte schicken wollen, hatte meine Mutter mich aus der Schule genommen und beschlossen, mit uns Kindern nach Portugal auszuwandern. Sie ließ mich in Portugal erst Ende September wieder einschulen. So hatten wir einige Zeit, um zu reisen und neu zu beginnen. Sie hatte unser Haus verkauft und wir wohnten nun in unserem Wohnmobil. Mit diesem fuhren wir über einige Monate durch Europa. Unser Ziel: Lissabon.

Ich tat mich mit diesem Umzug sehr schwer. Räumliche Veränderungen sind bis heute herausfordernd für mich. Ich bin sehr flexibel, was das Leben angeht. Bei Projekten und Situationen kann ich mich sehr schnell anpassen. Aber ich brauche mein Zuhause, meinen sicheren Hafen, der mich erdet und mir meinen Rückzug ermöglicht. Das Reisen mit dem Wohnwagen war zwar aufregend, aber ich vermisste mein altes Zuhause, meine Freunde, meine Spielsachen, mein Bett. Ich war oft traurig darüber, besonders nachts, wenn mein Bruder, meine Schwester und ich zu dritt auf dem ausklappbaren Bett ganz hinten im Wagen lagen und meine Mutter im vorderen Wagenteil.

Als wir in dieses neue Leben starteten, war es Mitte der 8oer-Jahre. Damals gab es noch eine Wildheit in der Natur, die sich heute kaum noch finden lässt. Wir standen jeden Abend in einem Wald, auf einer Wiese, bei einer alten Burg oder an einem See. Es ist schwer, diese Zeit in Worte zu fassen, es war einfach nur ein großes Abenteuer. Eines Abends, wir parkten an einem Stausee in Portugal, war es unerträglich heiß. Besonders im Wohnmobil staute sich die Hitze. Alle in meiner Familie schliefen trotzdem schon. Nur ich fand keine Ruhe, weil mir so heiß war. Ich entschloss mich, draußen zu schlafen. Ich nahm meinen Schlafsack und meine Luftmatratze und ging ein paar Schritte zum See hinunter. Ich hatte eine Taschenlampe dabei, ansonsten gab es keinerlei Licht. Ich platzierte meine Matratze zwischen zwei Felsen und legte mich hin. Um mich herum war nichts, absolute Stille, absolute Dunkelheit. Ich bekam etwas Angst. Natürlich wusste ich, dass nur einige Meter weiter unser Wohnwagen stand. Doch sehen konnte ich ihn in der Dunkelheit nicht. Ein mulmiges Gefühl überkam mich. Ich fühlte plötzlich die Größe und Kraft der Natur. Mir wurde bewusst, wie klein ich doch bin. Und das nicht, weil ich noch ein kleiner Junge war. Nein, ich erinnere mich genau: Die Natur fühlte sich so groß an, dass ich mich selbst als einen winzigen kleinen Punkt wahrnahm. Das machte mir Angst. Die eigene Menschlichkeit im Vergleich zur Unendlichkeit des Universums und der Welt zu erleben ist etwas sehr Beeindruckendes, aber auch Verunsicherndes. Ich schaute in den Himmel und sah Milliarden von Sternen. Ich blickte einfach nur in diese Unendlichkeit und verlor mich darin. Ich verlor auch die Empfindung für mich als Mensch. Ich spürte zwar, dass ich da war, doch wie alt ich war, wer ich war oder warum ich hier lag, war wie ausgelöscht. Es gab nur meine Seele und diese Weite. Und mich überkam die größte Sehnsucht, die ich je in meinem Leben gespürt habe. Es war ein überwältigendes Verlangen, ein echter Teil all dessen zu sein, ein Teil der Schöpfung, all dessen was uns umgibt, ein starker Wunsch verbunden zu bleiben. Ich fühlte mich so frei. Nichts hatte mehr eine Bedeutung. Mein altes Zuhause war vergessen. Die Traurigkeit darüber, dass wir weggegangen waren, war gelöscht. Was ich spürte, war Frieden, reiner, umfassender, seelischer Frieden. Ich hatte für einen kurzen Augenblick einen Eindruck von der Größe und Reinheit des Seins bekommen. Ich hatte gespürt, dass alles, wirklich alles miteinander verbunden ist, dass selbst die Lichtjahre entfernten Sterne mit mir auf diesem kleinen Fleckchen Erde in Verbindung stehen.

Irgendwann schlief ich ein und wurde mit der ersten Sonne am Morgen wieder wach. Ich war ein einziges Meer aus Mückenstichen. Aber ich war so glücklich, das alles erlebt zu haben. Und stolz, dass ich mich getraut hatte, diese Nacht draußen zu verbringen. Zu diesem Zeitpunkt konnte ich noch nicht verstehen, was ich da erlebt hatte.

Die Wut annehmen und verstehen heißt Frieden finden

Als ich nun viele Jahrzehnte später als erwachsener Mann weinend da im Wald saß, fühlte ich, nachdem so viel Last von mir abgefallen war, diesen Frieden wieder.

Meine Wut war so tief in mir verborgen gewesen, dass ich lange keine Ahnung gehabt hatte, wie wütend ich wirklich gewesen war. Ich konnte mich ständig über so vieles aufregen, mich total in Sachen hineinsteigern. Andere Menschen stressten mich oder machten mich aggressiv, nervten mich zu Tode. Ich hatte kaum Geduld mit anderen und war ständig schlecht gelaunt. Ich hatte mich so an meine Wut gewöhnt, dass ich sie nicht mehr als solche wahrnehmen konnte. Ich suchte die Schuld für meine Emotionen und Reaktionen bei den anderen oder in der Situation, nicht aber bei mir selbst. **Die unerkannte Angst, die hinter all meiner Wut steckte, machte mich über die Jahre so müde. Mein Leben in dieser Wut war so anstrengend.** Ich selbst war anstrengend, für mich wie auch für andere. Es brachte mich an den Rand der Erschöpfung und zu körperlicher und geistiger Erkrankung. Erst als ich so müde von meiner Art zu leben war, dass ich absolut nicht mehr konnte, war ich bereit mich und meine Seele zu heilen.

Doch wer jetzt denkt, das wäre eine einmalige Sache mit der Heilung, das wäre jetzt ein Programm, das man einmal absolviert und dann ist man ein anderer Mensch, den muss ich enttäuschen. Heilung ist kein Zustand, es ist ein Prozess – und der dauert unser ganzes Leben an. Heilung ist eine Haltung, auf die wir uns jeden Tag aufs Neue besinnen sollten. Mal geht das besser, mal schlechter. Natürlich haben wir auch weiter Angst, denn sie gehört genauso zum menschlichen Leben wie Wut und Zorn. All diese Emotionen und ihre Symptome sind für unser geistiges Wachstum unentbehrlich. Sie zeigen uns, wer wir zum gegebenen Zeitpunkt in unseren Leben sind, worauf wir reagieren und welche Erfahrungen und Erinnerungen uns geprägt haben. Wenn wir unsere Emotionen genau betrachten, erkennen wir die Programme dahinter.

Um Frieden mit dem schließen zu können, was wir mit uns herumtragen, müssen wir die Emotionen und Verhaltensweisen, die wir in unsere Schatten verbannt haben, ans Licht holen. Sie betrachten und wieder zu unseren Stärken machen. Denn so etwas wie negative Gefühle gibt es gar nicht. Jede Emotion ist erst einmal neutral. Wir haben nur gelernt, bestimmte Gefühle als positiv und andere als negativ zu bewerten. Freude ist gut, Wut ist schlecht. Kinder sollen nicht wütend sein. Denn ein wütendes Kind ist anstrengend. Wenn wir aufhören anzuhaften, bedeutet das, dass wir Emotionen bewusst und neutral erleben können. Wir können sie einfach da sein lassen. Und wir erfahren, dass Angst nicht gleich eine Handlung oder Reaktion erfordert. Dass Wut nicht gleich eine aggressive Haltung bewirken muss. **Die Anhaftung an Emotionen und Glaubenssätze, genauso wie an Menschen oder Dinge, heißt im Grunde, dass wir befangen sind. Wir sind dann nicht frei zu entscheiden, ob wir reagieren wollen oder nicht.** Genauso können wir an familiären Strukturen oder kulturellen Regeln anhaften. Das heißt, dass wir, ohne es bewusst zu entscheiden, nach den Regeln und Gesetzen dieses Systems leben und es Macht über uns hat. Wenn wir die Anhaftung an das System, welches auch immer das ist, lösen, befreien wir uns von den Machtstrukturen und steuern wieder selbst. Das erfordert aber in erster Linie Selbstständigkeit und Selbstbewusstsein. Denn, solange ich glaube, dass ich das System oder auch die Emotion und das Symptom brauche, kann ich mich nicht lösen. Wenn ich die Überzeugung habe, dass ich es ohne meine Wut nicht schaffe, dass ich zum Beispiel ohne meinen Hass schwach bin oder dass ich ohne eine Gruppe, Familie oder kulturelle Herkunft nicht sicher bin, werde ich mich nicht befreien können.

Ich habe die Kraft, die aus meiner Wut kam, jahrzehntelang als den wichtigsten Motor meines Lebens gesehen. Das geschah durch den Glaubenssatz »Ich werde es allen zeigen«. Er war aus meinem Gefühl von Mangel entstanden. Und ich habe tatsächlich unglaublich viel erreicht. Doch machte es mich glücklich? Fand ich dadurch inneren Frieden? Nein, ganz im Gegenteil. Denn nichts von dem, was ich aus meiner Wut geschaffen hatte, heilte mich. Es schenkte mir höchstens mal einen Augenblick der Befriedigung, bis wieder der Mangel und die Selbstzweifel die Oberhand gewannen.

Um die Anhaftung an mein altes Leid loszuwerden, musste ich bereit sein, auch meine vermeintlichen Stärken loszulassen. Ich musste ertragen, nicht mehr alles allein zu schaffen. Und ich musste lernen, nicht mehr dauernd zu gewinnen. Stattdessen konnte ich es wagen, einen mir völlig neuen Weg einzuschlagen. Es ist nicht leicht, seine Gewohnheiten einfach so loszulassen. Dazu bedarf es Geduld, Zuversicht und Übung, tägliche Übung.

Heute verbiete ich mir die Wut nicht mehr. Genauso wenig wie jedes andere Gefühl. Ich habe mich bewusst und mit voller Konzentration und Achtsamkeit der Wut, all der Trauer und Angst gestellt, habe den Gefühlen Raum gegeben, sie nicht mehr unterdrückt, mich ihnen zugewandt, um mit ihnen zu kommunizieren. Ja, richtig, es ist möglich, mit sich und seinen Emotionen, vor allem mit den verdeckten Gefühlen zu sprechen, ihnen zuzuhören, um ihre Hintergründe zu verstehen. Als ich meine Wut in meinem Leben willkommen hieß, legte ich die Distanz und die Ablehnung dieser Emotion gegenüber ab und konnte mich ihr ohne Angst nähern. Sie einfach betrachten und beobachten. So war es mir möglich, hinter die Wut und auf die Angst zu blicken und zu erkennen, welches Bild sich da seit Jahrzenten versteckt hatte. Eben der verlassene kleine Junge, der wütend ist, dass man ihn ablehnt; ein Kind, das traurig ist und nicht weiß, wie es mit all den Situationen umgehen soll; ein Kind, das sich überfordert und missverstanden fühlt. Erst, als all das so klar und sichtbar vor mir lag, konnte ich mich fragen, was braucht dieses Kind, um zu heilen, wie kann ich es trösten und ihm Sicherheit und Zuversicht schenken? So bin ich zu dem Menschen geworden, der diesem Kind all die Liebe schenkt, die es braucht. Wenn ich nicht bereit bin, das zu tun, wie kann ich es dann von anderen verlangen? Wenn wir uns nicht lieben, wie sollen es andere dann können? Als ich gemerkt habe, dass jede Emotion gut und richtig ist, wie sie ist, sogar mein Zorn, konnte ich die Kraft, die in der Wut zu finden ist, erfassen und konstruktiv nutzen.

Aussöhnung mit dem Inneren Kind

Nichts von dem, was ich schreibe, keine meiner Veränderungen kam über Nacht. Ich habe nicht einfach beschlossen, dass ich mich jetzt mögen will und schon gar nicht habe ich mich mit Selbstliebe überschüttet. Ich habe viel Zeit in mich und meinen Weg investiert und tue es noch heute. Eine der wichtigsten und heilsamsten Übungen, die ich entdeckte und mit der ich heute auch große Erfolge bei meinen Klienten sehe, ist die Arbeit mit dem Inneren Kind, wie ich sie oben schon angedeutet habe. Wie der Name schon sagt, hat unser Inneres Kind unsere Erfahrungen und Emotionen von früher gespeichert, die auch heute noch auf unsere Gegenwart Einfluss nehmen. Es sind die kindliche Angst, die absolute Hilflosigkeit, die gigantische Scham – all die intensiven Gefühle eines Kindes, die in uns noch immer präsent sind und einen Erwachsenen in Bruchteilen einer Sekunde wieder um Jahre zurückwerfen, ja, zurückverwandeln: in ein kleines Kind. **Das Innere Kind ist unsere kindliche Wahrnehmung und Erfahrung, auf der die Realität, in der wir leben, zu großen Teilen aufgebaut ist – wenn uns das auch oft nicht bewusst ist.**

Der entscheidende Punkt ist, dass wir, wenn wir unbewusst aus dem Kind-Ich heraus handeln, fast immer impulsiv und überzogen und oft destruktiv agieren. Das liegt daran, dass wir in der Kindheit extrem auf unsere Emotionen und Gefühle bezogen sind. Es dauert lange, bis ein Kind eine differenzierte Empfindung von sich selbst und anderen hat. Als Kind sind wir zudem emotional und körperlich komplett abhängig von unserer Umwelt. Und alles im Außen kann tatsächlich zur Bedrohung werden. Unsere Eltern garantieren unser Überleben, was mit der Abwesenheit des elterlichen Schutzes sofort in Gefahr gerät. Für ein Kind ist alles dramatisch, pure Emotion. Das fallen gelassene Eis ist ein Drama, weil es ein tiefes Gefühl des Verlustes im Kind hervorruft. Ob die Oma stirbt oder das Spielzeug kaputtgeht, macht in der Wahrnehmung eines sehr kleinen Kindes keinen Unterschied. Ein Kind kann nicht nach sachlichen Maßstäben bewerten. Es fühlt nur die reine Form von Verlust. Nun ist es so, dass wir genau in dieser Phase unseres Lebens, insbesondere in den ersten fünf Lebensjahren, die emotionalen Erfahrungen machen, aus denen heraus wir unsere Persönlichkeit und unsere zentralen Einstellungen entwickeln: die bereits beschriebenen Programme und Glaubenssätze.

Warum haben wir als Erwachsene so große Schwierigkeiten, unsere emotionalen Leiden zu behandeln? Weil wir sie wie Erwachsene betrachten und auch so lösen wollen, mit Wissen und Kontrolle, mit Fähigkeiten und vernunftgesteuertem Handeln. Das kann nicht funktionieren. Weil wir so nicht an unsere sehr früh übernommenen und unbewusst abgespeicherten Muster und an die dazugehörigen kindlichen Gefühle herankommen. In der modernen Heilarbeit heißt es: **»You have to feel it to heal it«** – Du musst es fühlen, um es zu heilen. Wir sollten verstehen, wie unsere Emotionen entstanden sind und aus welcher zeitlichen Phase unserer Entwicklung sie stammen. Unsere Emotionen sind kindlich, wie alle Reaktionen auf diese Emotionen auch kindlich sind. Um zu heilen, solltest du dir mit derselben offenen Emotionalität eines Kindes und der Reflexion und Handlungsfähigkeit eines Erwachsenen begegnen. Gefühle und Emotionen sind zeitlos. **Das Sprichwort.** **»Die Zeit**

heilt alle Wunden« ist nicht wahr, durch die Dauer von Zeit gewöhnen wir uns nur an den Schmerz.
Im Augenblick eines Triggers sind unsere schmerzhaften Emotionen, wie Trauer, Wut, Hass, Ekel und Scham genauso präsent wie am Tag ihrer Entstehung – da ist es egal, ob das Ereignis 20 Jahre her ist oder 2 Stunden. Über die Jahre verliert vielleicht die Erinnerung an Kraft, aber nicht der Schmerz. Wir haben den größten Teil unserer emotionalen Auslöser vergessen und sie verdrängt. In die Vergessenheit getrieben, damit wir uns nicht den Gefühlen und den Auswirkungen dieser Themen stellen müssen. Doch wenn wir sie zu lange verdrängen, kommen sie eines Tages unkontrolliert und niederschmetternd an die Oberfläche. Dies erleben wir dann als Panikattacken, Angststörungen, Depressionen und in vielen weiteren Varianten seelischer und körperlicher Erkrankungen.

Emotionen können tatsächlich nur gelöst werden, wenn wir sie empfinden und erleben, sie fließen lassen. Das tut man in der Inneren-Kind-Arbeit. Man schafft zum Beispiel durch Hypnose oder andere Techniken einen Zugang zu den tiefen Traumata oder Leiden, zu dem kindlichen Gefühl und der Erinnerung und lässt diese aufleben. So gibt man den Gefühlen in einem geschützten Raum die Möglichkeit, sich zu entfalten. Und es entsteht die Chance, uns unseren Problemen und Empfindungen zuzuwenden. Wir können diesem Inneren Kind so im Nachhinein das geben, was es braucht: Trost, Liebe und Sicherheit. Durch bewusstes Fühlen dieser Veränderung kann eine neue Gefühlsebene entstehen. So können wir uns langsam von alten Themen, Traumata, Glaubenssätzen und Emotionen lösen.

Dies können wir auch lernen, ganz sanft im Alltag umzusetzen. Wenn ich zum Beispiel Wut spüre, weil ich mich unter Druck gesetzt fühle und Angst bekomme, nicht zu funktionieren, dadurch zu versagen und nicht geliebt zu werden, erkenne ich diese Angst, gebe ihr Raum, erlaube ihr, dass sie da sein darf, aber überlasse ihr nicht die Führung meines Handelns oder Denkens. Ich folge der Angst und betrachte, was ich eigentlich in der Situation wirklich fürchte, welche Emotionen hinter der Angst stecken und was davon mein eigener

Anteil ist. Wenn ich die tatsächliche Emotion gefunden habe, frage ich mich, was ich jetzt brauche, um dieses Gefühl loslassen zu können. Die wichtigste Frage ist für mich dabei: **Hat es wirklich etwas mit der aktuellen Situation und diesen Menschen hier zu tun oder folge ich gerade nur einem Auslöser meiner alten Muster?** Wenn ich verstanden habe, dass meine Wut, die Trauer oder der Zweifel nur eine Reaktion auf eine Erinnerung und eine alte Emotion ist, kann ich besser aus der Vergangenheit in die bewusste Gegenwart kommen, aus der Achtsamkeit heraus und im Hier und Jetzt handeln, anstatt emotional in der Vergangenheit zu verweilen und sie Einfluss auf meine Gegenwart nehmen zu lassen.

Die Vergangenheit wirkt nur so lange noch in uns, solange wir es zulassen und bestärken.

Und jetzt kommst du!

Zorn und Wut sind sehr vielschichtig. Nicht all unser Zorn zeigt sich so offensichtlich in unserem Alltag. Aktive Wut ist leicht zu erkennen. Doch tief sitzender Zorn wesentlich schwerer. Denn er arbeitet im Verborgenen, im Unbewussten. Genau so verhält es sich mit der Angst hinter all dem. Doch wenn wir achtsam sind, entdecken wir die alte Wut und die Angst in Missgunst und Neid, in Schadenfreude und Pessimismus, in der Art, wie wir sprechen und denken. Ein chinesisches Sprichwort sagt: **»Was wir denken, wird zu Worten, was wir sagen zu Taten, unsere Taten zu Gewohnheiten und Gewohnheiten zu unserem Schicksal.«**

Es lohnt sich, wie ich finde, einmal zu prüfen, ob sich auf diese Weise vielleicht ungewollt Wut in deinem Leben eingenistet hat? Wie oft regen dich Menschen auf? Wie oft sprichst du mit deiner besten Freundin oder deinem Freund schlecht über jemand anderen? Wie oft verurteilst du andere Menschen? Wann bist du neidisch oder missgünstig? Das alles ist dein Zorn. Deine eigene Erfahrung lässt dich aggressiv auf das Verhalten anderer reagieren. Warum? Weil die andere Person dir dein eigenes Thema spiegelt. Du würdest nicht reagieren, wenn es nicht dein Thema wäre. **Wenn wir intensiv von anderen Menschen berührt sind, positiv oder negativ, liegt das immer an unserer eigenen Thematik und Emotion.** Die Wut ist in dir. Und dein genervtes Verhalten, deine Aggression und deine Unzufriedenheit kommen ebenfalls aus dir.

Um dann die Angst hinter der Wut zu erkennen, ist es wichtig, dass wir ein Bewusstsein dafür bekommen, welche Themen, welches Verhalten, welches Denken und Sprechen die Angst und Wut in uns auslösen. Welche Themen sind deine? Welche Dinge triggern dich? Also lösen eine Reaktion, eine Emotion bei dir aus. Auf gut Deutsch: Was genau bringt dich auf die Palme? Das wird bei jedem Menschen, der dieses Buch liest, etwas anderes sein. Dennoch ist das Prinzip dasselbe. Wenn wir beginnen zu beobachten, was wir tun, bekommen wir ein Gefühl, eine Ahnung davon, wann und warum wir auf Situationen und Menschen reagieren. Wir erkennen unser eigenes Verhalten, können unsere Emotionen in unseren Reaktionen begreifen und beginnen, diese zu benennen. Wenn wir das tun, werden wir bewusster. Wir beginnen, eine klare Sicht auf unsere Gefühle zu entwickeln und von Mal zu Mal nehmen wir auch unser Handeln immer bewusster wahr. Erst wenn wir unsere Leiden, unsere Glaubenssätze und unseren Mangel wirklich kennen, können wir das alles auch verstehen und aufarbeiten. Wie soll ich mich denn von altem Zorn lösen, wenn ich nicht einmal weiß, dass ich ständig auf ihn reagiere? Wie soll ich den Hass auf die Täter meines Lebens verarbeiten und in Vergebung wandeln, wenn ich nicht weiß, dass ich noch hasse? Erkenntnis ist hier der Schlüssel. Nichts löst sich ohne eine bewusste Entscheidung. Und egal, welche Technik oder Therapie ich wähle, die eigene Bereitschaft ist bei allem, wirklich allem, ausschlaggebend.

Bei all dem ist es ebenso zentral, auch die Wut auf uns selbst und die Ablehnung unserer eigenen Person zu erfassen.

Was bewertest du an dir als gut und was als schlecht? Welche Gefühle magst du und welche lehnst du ab? Welche Ängste und welche Wünsche und Sehnsüchte stehen dahinter?

Wir sind der Mensch, der uns immer am nächsten steht, der Mensch, der uns all das, was wir vermissen, uns erträumen und zum Leben brauchen, geben kann. Werde zu deinem wichtigsten Menschen! Werde zu deiner eigenen Stütze, deinem besten Vertrauten und stärksten Partner! Schenke dir all die Zuneigung, das Vertrauen und die Zuwendung, die du brauchst, die deine Wut wandelt und die dir echten Frieden gibt.

ABLEHNUNG

DER MANGEL AN SELBSTWERT

Ablehnung – außen und innen

In Ablehnung finden wir unendlich viele Facetten von Angst. Ablehnung ist ein so starkes und tief verwurzeltes Verhaltensmuster in uns Menschen und wir leben oder erleben sie jeden Tag. Im Zwischenmenschlichen zeigt sich Ablehnung als Ausgrenzung, Bewertung, Vernachlässigung und Lieblosigkeit. Und sie verletzt unzählige Menschen durch Verfolgung, Mobbing, Sexismus, Frauenfeindlichkeit, Homophobie und diverse andere Formen der Diskriminierung. Eine leider weiterhin sehr massive und präsente Art der Ablehnung ist der Rassismus. Für mich ist er die gefährlichste und schrecklichste Form und jene, die am meisten Zerstörung und Leid erzeugt, schließlich ist Rassismus seit Jahrhunderten der Grund für Schmerz und Tod von Millionen von Menschen. Verdeckter Rassismus, der subtil geschieht, oft schwer benennbar ist und noch schwieriger zu ahnden und zu beenden ist, ist eine weitere hässliche Fratze von Ablehnung.

Ich denke, jeder Mensch hat Ablehnung schon in irgendeiner Weise erleben müssen oder selbst gelebt. Auch wenn das die wenigsten Menschen aktiv wollen: Wir sind alle immer wieder auch selbst diejenigen, die ablehnen.

Ablehnung ist dabei nicht nur in zwischenmenschlicher Interaktion wahrzunehmen. Ablehnung kann auch stattfinden, wenn wir allein sind. Wenn wir uns selbst ablehnen. Das geschieht meist unbewusst, aber die Auswirkungen sind nicht weniger gravierend. Die Ablehnung zeigt sich in destruktiven Verhaltensweisen und Gewohnheiten, die uns schaden. Sie wird in negativen Glaubenssätzen deutlich. Sie ist in vielen Gedanken und Emotionen zu finden. Im Umgang mit unseren Gefühlen erleben wir Ablehnung in Form von Wut, Verdrängung und Verleumdung. Und ihre Folge ist letztlich genau das, was sie versucht zu vermeiden: Schmerz.

Wir agieren ablehnend, wenn wir Gefühle nicht haben wollen, von denen wir denken, dass sie schlecht sind oder uns zu sehr belasten. Wir lehnen das ab, was in der Gesellschaft als schlecht oder böse gilt und das, was nicht zu unserem Bild von uns selbst oder einem glücklichen Leben passt. All die vermeintlich negativen Anteile unseres menschlichen Seins, die ausnahmslos jeder Mensch in sich trägt, lehnen wir ab, weil wir schlicht glauben, es tun zu müssen. Wir haben Angst vor diesen Dingen und wissen nicht, wie wir mit dem körperlichen und seelischen Schmerz, der zu ihnen dazugehört, umgehen sollen. Verständlich. Wer hat schon gerne Schmerzen? Wer ist schon gerne traurig oder verzweifelt? Wer genießt es schon, Neid oder Egoismus zu empfinden? Wer kann sich schon gut zugestehen, dass er nachtragend, jähzornig oder überheblich ist?

Doch wir alle haben diese Gefühle und Eigenschaften. Manch einer ausgeprägter als der andere, manch einer bewusst, manch einer unbewusst. Das Problem ist nur, dass Ablehnung das Nichterwünschte nur noch verstärkt. Und dadurch wird großes Leid erzeugt. Wenn wir Situationen, Zustände, Ereignisse, Erfahrungen, Emotionen und Gefühle ablehnen, leiden wir – früher oder später.

Auch im Umgang mit anderen hat Leid viel mit Ablehnung zu tun. Wir leiden, weil sich Menschen nicht so verhalten, wie wir es uns vorstellen und wünschen, es vielleicht auch moralisch gesehen richtig wäre. Doch Menschen lügen, betrügen, verletzen, unterdrücken und nutzen andere aus. Auch wenn es nicht unbedingt mit Absicht geschieht. Ablehnung wird daran nichts ändern. Und das, was wir an uns selbst nicht annehmen können, wird auch nicht verschwinden, wenn wir es weiter ablehnen. Im Gegenteil. Es bekommt mehr Gewicht und mehr Macht. Denn mit diesem abgelehnten Anteil wächst die Angst – die Angst davor, das, was dahintersteckt, nämlich Wut, Trauer, Scham über die eigenen Macken und die eigene menschliche Begrenztheit, doch als real erleben zu müssen und darunter zu leiden.

Ich erwartete Ablehnung – und erlebte sie

Ablehnung – story of my life. Nichts triggert mich so sehr, wie abgelehnt zu werden. Nichts macht mich wütender, als wenn man mich auslacht. Nichts macht mich trauriger, als wenn man mich ausschließt. Nichts lässt mich mehr leiden, als wenn das, was ich tue, nicht positiv gewertet wird. Wie sehr musste ich lernen, mit Kritik umzugehen, ohne mich selbst und alles, was ich tue, sofort komplett infrage zu stellen. Meine Selbstzweifel hatten etwas absolut Zerstörerisches.

Jeder Mensch hat sein besonderes Thema, sein sich ständig wiederholendes Muster. Es ist seine stärkste Prägung, seine tiefste emotionale Wunde. Meine ist Ablehnung. Sie war und ist das größte Thema, an dem ich zu arbeiten hatte und habe. Ablehnung zieht sich wie ein roter Faden durch mein Leben, beginnend mit meiner Geburt. Sie war schon immer so präsent, so sehr zu meiner Realität geworden, so sehr in meinem Glauben verankert, dass ich die Zuneigung, Anerkennung und Liebe, die es genauso in meinem Leben gab, lange nicht wahrnehmen konnte. Mir konnten 1000 Menschen sagen, dass sie mich toll finden, ich glaubte ihnen nicht. Ich konnte es gar nicht. Ich hatte ganz einfach nie gelernt, positiv, anerkennend, liebevoll über mich selbst zu denken und zu sprechen. Es hat Jahrzehnte gedauert, bis ich frei und aus ganzem Herzen, ohne ein komisches Gefühl dabei, sagen konnte »Ich bin stolz auf mich«. Noch länger brauchte ich, diesen Satz auch tatsächlich zu fühlen.

Ich konnte mir selbst unzählige erfolgreiche Projekte und Erfolge vor Augen führen, konnte meinen finanziellen Reichtum betrachten und dennoch hatte all das immer nur für einen winzigen Moment eine Bedeutung. Dann stellte sich etwas Ruhe ein und ich hatte für kurze Zeit dieses erfüllende Gefühl, etwas wert zu sein, außergewöhnlich zu sein. Warum dieser Zustand für mich so wichtig war, liegt auf der Hand, ist er doch genau das Gegenteil meiner extrem negativen Selbstwahrnehmung, dem tiefen Glauben, nichts wert, dumm und ungenügend zu sein. Der ständige Drang nach Bestätigung, Erfolg und Anerkennung war der permanente Versuch, eine gigantische Leere zu füllen. Aber egal, was ich hineingeschüttet habe, diese Leere verschwand nicht. Sie war wie ein schwarzes Loch in meinem Herzen, ein alles verschlingendes Monster. Wenn diese Gefühle der Wertlosigkeit von mir Besitz ergriffen hatten, war es mir unmöglich, mich daraus zu befreien. Zu schwer war die gefühlte Last auf meiner Seele.

Dass es genug Erlebnisse gab in meinem Leben, die das Gefühl von Ablehnung erzeugt und gefördert haben, ist, glaube ich, soweit nachvollziehbar. Wie schon gesagt, prägt die Vergangenheit unsere Gegenwart, wenn wir sie nicht aufarbeiten und das zugrunde liegende Problem nicht komplett auflösen. Wir reagieren aus den innerlichen Programmen immer auf das, was wir kennen und glauben. So sind wir nicht mehr neutral und begegnen den Dingen des Alltags nicht offen und unvoreingenommen.

Mein Thema war Ablehnung und Ausgrenzung, also war ich auf Ablehnung und Ausgrenzung fokussiert. Davor hatte ich die größte Angst. Und genau das habe ich dann auch immer und immer wieder erlebt, immer wieder empfunden. **»Wir haben nie wirklich Angst vor unserer Zukunft, wir fürchten uns nur, dass sich die Vergangenheit wiederholt.«**

Eine neue Stufe der Demütigung

Es gibt ein Ereignis in meinem Leben, das der Auslöser für die größte Krise meines Lebens war. Diese Krise, diese Herausforderung, die ich durchleben durfte, hat mich endgültig dazu gebracht, den konsequenten Weg zur Heilung einzuschlagen. Ohne diese Erfahrung wäre ich nicht zur Hypnose gekommen und wäre heute noch damit beschäftigt, all meine Ängste und Glaubenssätze nur zu kontrollieren, sie fest im Griff zu halten, anstatt mich wirklich nachhaltig von ihnen zu lösen. Erst durch dieses Ereignis bin ich weiter, tiefer in den Prozess der Erkenntnis und Heilung gekommen. Wieder einmal war es eine Krise, die mich am Ende so viel stärker gemacht und mir die Notwendigkeit des Handelns gezeigt hat. Durch dieses Erlebnis habe ich auch den Unterschied zwischen kognitivem Wissen und emotionalem Verarbeiten verstanden.

2013 wurde ich eingeladen, an der TV-Sendung »Let's Dance« teilzunehmen. »Let's Dance« ist tatsächlich die größte und erfolgreichste Tanz- und Unterhaltungsshow im Deutschen Fernsehen. Jedes Jahr schaut ein Millionenpublikum den unterschiedlichen Profitänzern und ihren prominenten Partnern beim Tanzen und beim Wettkampf um den Titel »Dancing Star« zu. Die Sendung hat schon seit vielen Jahren Tradition und wird auch Jahr für Jahr mit großer Aufmerksamkeit von der gesamten Boulevardpresse verfolgt. Woche für Woche lernen die Paare immer herausforderndere Choreografien und werden von einer dreiköpfigen Jury kritisiert, gelobt und schließlich bewertet. Die Bewertungen der Jury machen einen wichtigen Punkteanteil in der Wettbewerbsentscheidung aus. Das endgültige Weiterkommen in der Show entscheiden dann aber final die Zuschauer zu Hause vor den Bildschirmen, indem sie für ihren Favoriten anrufen.

Zwischen der ersten Panikattacke in meinem Badezimmer in Berlin und der Teilnahme an »Let's Dance« lagen mehr als 10 Jahre. Ein Jahrzehnt, in dem ich mich, neben meiner sehr aktiven Schauspiel- und Kreativarbeit, sehr viel mit Mental Training, Verhaltenstherapie, Angstbewältigungstechniken, Meditation und NLP beschäftigt hatte. Außerdem machte ich eine Verhaltens- und Gesprächstherapie. Ich hatte es nach Jahren geschafft, mit meinen Ängsten gut umzugehen. Es gab nur noch sehr selten kurze Momente, in denen die Angst und ihre Symptome zum Vorschein kamen. Ich war ein Profi darin geworden, meine Angstauslöser so früh zu erkennen, dass ich sie auflösen konnte, bevor sie wirksam werden konnten. So kam es gar nicht mehr zu einer ausgewachsenen Panikattacke. Mal ein bisschen nervös sein oder leicht schwitzige Hände, das war alles. Ich hatte dutzendweise Techniken drauf, die super gegen Angstzustände halfen. Ich war so gut gewappnet, dass ich schon gar nicht mehr an meine Ängste dachte. Ich konnte wieder problemlos fliegen. Auch hatte ich keine Angst mehr im Supermarkt oder in engen Räumen. Ich bekam kein Herzrasen mehr, wenn ich vor Menschen sprechen sollte oder wenn ich unter größeren Mengen von Menschen war. Wenn man mich vor der Show gefragt hätte, wie es mir mit meinen Ängsten geht, wäre meine Antwort ganz klar gewesen: »Ich bin geheilt.« Ich war der Angst jetzt nicht mehr ausgeliefert. Ich war immer handlungsfähig.

Als die Anfrage von der Sendung kam, dachte ich nicht eine Sekunde darüber nach, ob ich es machen möchte. Ich sagte sofort zu. Ich liebe Tanzen! Schon in meiner Jugend, während meiner Zeit am Theater, habe ich immer viel getanzt. Ich liebe Shows, große Bühne, Kabarett und Theater. Es war für mich die perfekte Chance, mal live mit viel Unterhaltung und Brimborium für ein Millionenpublikum zu tanzen. Ich hatte gar nicht so auf dem Schirm, dass es bei der Sendung natürlich um einen Wettkampf geht. Mir war der Gedanke des Gewinnens völlig egal. So weit dachte ich nicht. Ich wollte einfach nur tanzen.

Ich hatte das Glück, eine großartige Partnerin zu bekommen, die liebe Melissa Ortiz Gomez – eine wunderbare Lehrerin und Profitänzerin. Ich freute mich wahnsinnig auf die Proben. Hatte ich doch keinen blassen Schimmer davon, was für eine körperliche Tortur das werden würde. Und wahrscheinlich war es auch gut, dass mir vorher niemand gesagt hatte, wie oft mir die Füße bluten würden, wie heftig man sich beim Tanzen an der Schulter verletzen konnte und dass es sogar möglich war, sich eine Rippe anzuknacksen. Ich war derart unschuldig und mit einer so kindlichen Vorfreude in diese Show eingestiegen, dass ich nach dem ersten Training erst langsam die Dimension des Ganzen begriff. Was nämlich im Fernsehen bei den Profis leicht und stilvoll aussieht, ist mit das Anstrengendste, was ich je gemacht habe – und ich war zu diesem Zeitpunkt richtig fit. Auch die Schritte der Choreografie zu behalten war nicht leicht. Ich dachte am Anfang, das wird keine große Sache für mich, hatte ich doch so viele Jahre getanzt. Tja, Pustekuchen, ich hatte ja noch nie Standard oder Latein getanzt und schon gar nicht mit einer Partnerin. Allein tanzt es sich noch mal ganz anders als mit jemandem im Arm, den du führen musst. Damit so ein Paartanz leicht, grazil und geschmeidig aussieht, sind Stunden über Stunden Training notwendig.

Es war mir in der ersten Woche ein Rätsel, wie ich es in der kurzen Zeit bis zur ersten Live-Show schaffen sollte, eine dreiminütige Cha-Cha-Cha-Choreografie zu lernen. Ich bin ein sehr ehrgeiziger Mensch. Wenn ich mir etwas in den Kopf gesetzt habe, kenne ich kein Zurück mehr. Einer der Vorteile, wenn man immer etwas beweisen muss, ist, dass man gut darin ist, zu kämpfen und durchzuhalten. Ein gutes Beispiel dafür, dass all unsere Verhaltensweisen und Eigenarten immer auch positive Seiten haben.

Ich habe mich voll in das Training gestürzt. Melissa und ich hatten echt viel Spaß und ich wurde immer besser. Es war so schön zu erleben, was Körper und Geist alles in so einem knappen Zeitraum lernen können. Die Show rückte immer näher und die Aufregung stieg. Meine ganze Familie würde extra aus Portugal anreisen, um dabei zu sein. Es war viele Jahre her, dass meine Mutter mich live auf einer Bühne gesehen hatte. Und mein Bruder und meine Schwester würden ebenfalls gekommen. Ich freute mich wie verrückt.

In der Show gibt es einen Wochenablauf, der immer gleich ist. Freitags ist um 20.15 Uhr die Live-Sendung. Am Donnerstag reisen alle Tänzer an und es geht den gesamten Tag in die Generalprobe. Bei dieser allerersten Show haben sich die Teilnehmer dann zum ersten Mal alle gesehen. Es war natürlich total spannend, mitzubekommen, wer was tanzt und wie die Kandidaten so drauf sind. Auch als ich dann bei der Generalprobe zum ersten Mal in diesem riesigen Studio auf dem Tanzboden stand, die Lichter sah, die leeren Plätze und eine leise Ahnung bekam, wie es am nächsten Tag bei der Live-Show werden würde: alles irre aufregend!

Das erste Gefühl von Lampenfieber trat ein. Ich hatte zu meinen frühen Theaterzeiten immer wieder mit Lampenfieber zu kämpfen gehabt. Eine Anspannung und Angst, kurz vor dem Auftritt, starke Nervosität. Ich hatte damals schon gelernt, diese Anspannung in Kraft und Konzentration zu verwandeln. Deshalb hatte ich auch jetzt kein Problem damit, als ich merkte, dass sich die Nervosität in mir regte. Ich hatte zu diesem Zeitpunkt viele Jahre nicht mehr auf einer Bühne gestanden. Die letzten 13 Jahre hatte ich Filme gedreht und da ist die Arbeit eine ganz andere. Man ist nicht direkt mit dem Publikum verbunden. Man wiederholt die Szenen immer wieder und kann notfalls auch noch mal ganz von vorn beginnen. Das alles ist bei einer Live-Show natürlich nicht möglich. Alles muss sitzen. Du hast genau einen Versuch. Wochenlanges Training und dann musst du alles auf eine Karte setzen.

Am nächsten Tag war es so weit. Morgens noch mal gut frühstücken und dann ging es auch schon ins Studio zur Licht- und Technikprobe. Der Tag verging wie im Flug: Probe, Maske, Kostüm. Bald kam meine Familie an. Ich hatte allen Backstage-Pässe besorgt und sie besuchten mich in meiner Garderobe. Ich war so happy und freute mich wahnsinnig auf die Show.

Als es dann losging, wurden zum Start alle Paare einzeln vorgestellt und mussten nacheinander auf dem Kandidatensofa, das auf der Seitenbühne stand, Platz nehmen. Hier warteten wir, während unsere Mitstreiter tanzten. Ich war erst ganz zum Schluss dran. Das bedeutete, dass ich fast zwei Stunden auf diesem Sofa saß, bis ich selbst an der Reihe war. Eine lange Zeit, in der man den anderen beim Tanzen zusieht und mitbekommt, wie die Jury so ist. Ich hatte diese Sendung natürlich in der Vergangenheit schon mal gesehen und wusste auch, dass harte Kritik Teil der Sache war. Doch wenn man selbst im Studio steht und nicht mehr gemütlich zu Hause vor dem Fernseher fläzt, ist das plötzlich etwas ganz anderes.

Als ich endlich drankam, war ich schon total mürbe vom Warten. Wir stellten uns auf Position. Das Licht ging aus. Nur noch ein einzelner Spot auf Melissa und mich. Ich hörte noch die Stimme des Ansagers: »Manuel Cortez und Melissa Ortiz Gomez mit einem Cha-Cha-Cha zu Troublemaker: Let's Dance!« Und dann ging es los. Ich habe gestrahlt. Ich hatte so einen Spaß. Es hat nicht alles perfekt geklappt, aber wir waren echt toll aufeinander abgestimmt und es ist kein großer Fehler passiert. Das Ganze war super anstrengend, aber unglaublich schön.

Wie alle anderen Paare holten auch wir uns direkt nach der Performance die Jury-Kritik ab. Ich hatte wirklich nicht erwartet, dass mich die Jury mit Lob überschüttet. Doch habe ich auch nicht im Geringsten mit der Reaktion gerechnet, die uns dann erwartete. Die erste Bewertung kam direkt von Joachim Llambi, dem Juror, der durchaus dafür bekannt ist, Kandidaten gerne mal vor laufender Kamera zu beleidigen und gezielt runterzubuttern. So war es bei mir auch. Völlig haltlos hieß es, dass alles »scheiße« wäre, was ich da getanzt hätte, »keine Körperspannung, kein Ausdruck, Kindergarten«. Die anderen beiden Juroren waren nicht so abwertend, blieben sachlich mit ihrer Kritik. Sie widersprachen sich zwar gegenseitig, bei dem einen hatte ich zu viel Spannung, beim nächsten zu wenig. Aber andere Hinweise waren hilfreich: »Hier die Schultern lockerer, da mehr Ausdruck«. Alles Anregungen, mit denen ich sehr gut leben konnte.

Doch dieser eine Satz von Herrn Llambi, den er selbstgefällig von seiner Kanzel auf mich ausgekotzt hatte, aktivierte all die Angst, die Wut und die Gefühle der Ablehnung, die ich glaubte, seit Jahren unter Kontrolle zu haben: »Das war nett, und nett ist die kleine Schwester von Scheiße!« Ich bekam hier vor meiner ganzen Familie, vor Hunderten von Menschen im Studio, Millionen vor den Fernsehern, nach wochenlangem, qualvollem Training, in dem ich mich bis zur totalen Erschöpfung geschunden hatte, eine fette verbale Ohrfeige. Es war so demütigend. Ich fühlte mich so schutzlos, so klein. Da war es wieder, dieses Gefühl der Ablehnung, die gleiche Erfahrung, die ich so oft in meinem Leben gemacht hatte. Ich stand da und spürte diese lähmende, kalte Schwere, die tief aus meinem Inneren aufstieg. Es fühlte sich an, als würde ich von innen gefrieren. Alles wurde kalt und ich fühlte mich ohnmächtig. Zutiefst vorgeführt und ungerecht bewertet. Ich schämte mich. Meine ganze Familie war extra aus dem Ausland eingeflogen, um dann mitzuerleben, wie dieser Mann mich vor so vielen Menschen wie einen Trottel aussehen ließ – und ich konnte nichts machen.

Diese Kritik hatte nichts mit dem zu tun, was ich bei diesem Tanz empfunden und was ich tatsächlich geleistet hatte. Unser Auftritt war ganz sicher nicht fehlerfrei oder perfekt sauber gewesen.

Doch diese Rückmeldung war überzogen. Mir war bewusst, dass diese Form der Kritik ein ganz klares Unterhaltungselement in dieser Sendung ist. Sie war schlicht und einfach eine Provokation, Teil der Show. So eine Sendung braucht Spannung und Drama. Und ich wusste auch, dass es keinen Unterschied für mein Leben machte, ob diese Jury mich gut bewertet, und ob ich diese Show gewinne oder nicht. Es war nur eine Fernsehshow. Und dennoch: Tanzen hatte mir schon immer so viel bedeutet. Ich hatte so große Freude dabei empfunden und diese Freude erfror in jenem Augenblick in mir. Ich konnte nicht rational mit dieser Situation umgehen. Egal, was ich kognitiv wusste, egal, wie gleichgültig mir diese Jury hätte sein können, in diesem Moment trafen mich meine Emotionen so unerwartet, dass ich nichts dagegen tun konnte. Ich spürte, wie ich innerlich immer kleiner wurde. Die Angst, die Unsicherheit, die Panik, all das war präsenter denn je, als hätte es jahrelang nur im Verborgenen darauf gewartet, endlich wieder zum Vorschein zu kommen und sich auf mich zu stürzen. Ich hatte doch gelernt, das alles so gut zu kontrollieren! Aber plötzlich verlor ich diese Kontrolle einfach wieder und alles brach über mir zusammen. In Herr Llambi begegnete mir der perfekte Stellvertreter all der Männer, die mich abgelehnt hatten: mein Vater, dieser schreckliche Waldorfonkel meiner Kindheit, die Jungs, die mich in der Schule geärgert hatten und all die anderen Autoritätspersonen meines Lebens.

Die Angst ist zurück

Ich setzte mich wieder auf das Kandidatensofa. Nach außen funktionierte ich, machte gute Miene zum bösen Spiel, doch innerlich verlor ich komplett den Halt. Alle Symptome kamen wieder. Ich schwitzte. Mein Blick wurde immer enger. Ich nahm die Außenwelt wie aus einer Glocke war, so, als wäre ich nicht wirklich da. Mein Herz fing an zu rasen. Panik! Das konnte doch nicht sein, nicht nach all den Jahren, nicht nach all den vielen Techniken, Therapien und Coachings! Ich konzentrierte mich auf alles, was ich je gelernt hatte, machte meine Atemübung, meine Drei-Finger-Technik, fokussierte mich auf das, was ich außen wahrnehmen konnte, was ich gerade sah, hörte, roch, schmeckte. Diese Technik hatte mich immer schnell aus Angstempfindungen herausgeholt, weil die Konzentration bewusst auf andere Reize im Hier und Jetzt gelenkt wird und der Angst damit die Energie entzogen wird. Energie geht immer dahin, wo der Fokus ist, wo die Aufmerksamkeit liegt. Ich schaffte es, eine Panikattacke zu verhindern. Umsonst waren diese ganzen Jahre des Trainings also nicht. Immerhin konnte ich reagieren. Dennoch war ich komplett verzweifelt. Ich war so sicher gewesen, dass ich diese Ängste besiegt, dass ich das alles abgelegt hatte. Die Erkenntnis, dass das nicht stimmte, war niederschmetternd.

Der restliche Abend verlief für mich wie in Trance. Wir blieben mit zwei anderen Paaren übrig und es war bis zum Ende nicht klar, ob wir rausfliegen. Schließlich kamen wir weiter und ich war sehr erleichtert. Ein Ausscheiden hätte mich extrem hart getroffen. Meine Familie versuchte, mich zu trösten. Es war sehr gut, dass Herr Llambi nicht meiner Mutter begegnet ist. Sie nahm mich nach der Show beiseite und sagte mir, ich dürfe mich nicht unterkriegen lassen: »Bleib bei dir«, bestärkte sie mich. »Warum bist du hier in der Sendung?«, wollte sie dann wissen.

Ich sagte ihr »Um zu tanzen«.

Sie sagte: »Dann tue das, egal, wer was sagt, egal, wie gerecht oder ungerecht hier gespielt wird! Mach es für deine Freude und für sonst nichts.« Das habe ich mir sehr zu Herzen genommen und mir geschworen, nicht aufzugeben. Niemals würde ich mir die Freude am Tanzen nehmen lassen. Das war ein guter Vorsatz, der sich zwar stark anfühlte, sich aber gar nicht so leicht umsetzen ließ. Denn die Angst zu versagen, wieder schlecht zu sein, war jetzt wieder in meinen Kopf gepflanzt und hatte bereits ihre Wurzeln geschlagen.

Die nächste Trainingswoche war eine Katastrophe. Die Kritik stand über allem. Anstatt es einfach wegzulegen, damit wir wieder mit neuem Elan zur Tat schreiten konnten, wurde es immer wieder im Training erwähnt. Auch das Team, das die Voraufzeichnungen zum Training mit uns machte, wiederholte Herrn Llambis Satz stets aufs Neue. In jedem Interview wurde mir diese Ohrfeige wieder frisch serviert. Es strengte mich furchtbar an. Ich stand komplett neben mir, hatte immer wieder Aussetzer, konnte mir nichts merken. Ich war meilenweit von mir oder der Freude am Tanzen entfernt. Der Druck, dass ich besser werden muss, wurde immer stärker. Ich konnte nachts nicht mehr schlafen, ging schon mit Angst zum Training. Und mir tat alles weh. Anstatt lockerer wurde ich ängstlicher. Ich versuchte immer wieder, einen klaren Kopf zu kriegen, Herr Llambi und seine Kritik abzuschütteln, mich selbst zu finden. Doch es gelang mir einfach nicht. Egal, was ich machte, etwas hielt mein Herz wie in einem eisernen Schraubstock fest.

Unser nächster Tanz war eine Rumba. Gar nicht meins. Ich tat mich sehr schwer mit der Choreo. Wo ich noch beim ersten Tanz jeden Schritt behalten hatte können, war jetzt alles wie verdreht. Ich war nicht bei mir. Der Tag der nächsten Show rückte näher und ich merkte auch bei Melissa, dass sie zunehmend frustriert war.

Ich musste zur Show wieder von Berlin nach Köln fliegen. Und am Flughafen spürte ich, wie die alte Angst vorm Fliegen wieder anklopfte. Auch die Security-Kontrolle ließ mich wieder schwitzen. Und das Gefühl, keine Luft zu bekommen, war wieder da. Ich verstand die Welt nicht mehr. Was passierte hier gerade? Das konnte doch alles nicht wahr sein?! Das war doch alles weg gewesen! Wie ging das? Ich wollte nur noch schreien. Ich war so verzweifelt und voller Wut.

Bei der ersten Probe schon bekamen Melissa und ich uns in die Haare. Sie verstand mich nicht, war sauer, dass ich ständig alles falsch machte. Ich spürte den Druck, den sie selbst hatte, denn auch sie wollte nicht rausfliegen. Meine Angst wurde immer größer. Ich versuchte alles Mögliche, um die Gefühle wieder in den Griff zu bekommen. Für einen kurzen Augenblick konnte ich wieder Halt finden, nur um im nächsten Moment wie ein Soufflé in mir zusammenzufallen. Und sofort war die Angst wieder voll da. Die Live-Sendung kam und ich war mir sicher, dass ich das nicht schaffen würde. Mein Lampenfieber war so stark, dass ich am ganzen Körper zitterte.

Als die Sendung begann und ich die Jury sah, war es vorbei. Ich fühlte mich, als würde man mich jede Minute zu einem Erschießungskommando abholen. Angst, so viel Angst, dass ich nichts mehr anderes wahrnehmen konnte. Da war keine Freude, kein Talent, keine Ausstrahlung mehr. Da war nur noch Angst. Ohne diese Angst hätte ich die ganze Show mit Leichtigkeit rocken können. Ich bin ein sehr guter Tänzer, war ich immer schon, das ist ja der größte Witz an der Sache. Die Angst hebelte jede Freude, jede Selbstverwirklichung, jede Fähigkeit aus. Ich war im absoluten Krisenmodus, im Überlebenskampf. Das war mein emotionaler Zustand.

Die in der Vergangenheit erlebten Erfahrungen der Ablehnung und die dazugehörigen alten Gefühle hatten Besitz von meiner gegenwärtigen Realität ergriffen. Ich war nicht mehr im Hier und Jetzt. Ich konnte die Situation nicht reflektiert betrachten. Ich konnte weder erkennen, dass ich keine Angst zu haben brauchte, weil ich ein sehr guter Tänzer bin, noch konnte ich wahrnehmen, dass ich es doch liebe, auf der Bühne zu stehen und mich auszudrücken. Die Tatsache, dass ich all das so gerne mache, war mir nicht mehr zugänglich. In mir grassierten nur noch Gedanken und Gefühle des Mangels, so überwältigend, dass alles andere überschattet wurde. Es gab nur noch fatale Suggestionen in mir: »Ich bin schlecht, ich war schon immer schlecht. Ich kann nichts. Ich bin nichts wert. Ich bin so viel schlechter als alle anderen ...« Die volle Breitseite Selbstverachtung und Ablehnung.

Ich war immer schon sehr geübt darin, mir nichts anmerken zu lassen. Ich setzte die coolste Maske auf, die ich in mir finden konnte und schaltete auf Autopilot. Natürlich war unser Tanz so, wie ich es schon erwartet hatte, wie es mit meiner negativen Einstellung und der Angst zu versagen sein musste. Denn wir erschaffen unsere Realität anhand unserer Gedanken und unserer Glaubenssätze.

Diese Rumba war das Schlechteste, was ich je getanzt habe. Nicht, weil ich nicht die Fähigkeiten dazu hatte. Nein, einzig und allein, weil die Angst und mein altes, tiefes Gefühl von Mangel mir keine andere Realität ermöglichten. **Ich erlebte genau das, wovor ich solche Angst hatte: zu versagen, wieder schlecht zu sein. Das nennt man auch eine sich selbst erfüllende Prophezeiung. Es geschieht das, von dem wir glauben, dass es geschieht.** Seit diesem Moment vor der Jury, seit dieser gefühlten Ohrfeige von unserem Juror, stand alles in mir auf Mangel. Und da war er.

Ich hatte zweimal einen Blackout, wusste nicht mehr, was als Nächstes kam, vergaß alle Schritte. Die arme Melissa musste mich mehr oder weniger durch diese Performance schleifen. Ich war wie weggetreten. Im Gegensatz zur ersten, unangemessenen Kritik der Jury war die schlechte Bewertung diesmal absolut gerechtfertigt. Ich war nicht überrascht, nicht enttäuscht oder traurig. Ich wusste, wie meine Leistung gewesen war. Und die zwei Punkte, die Herr Llambi mir für diesen Tanz gab, waren zu erwarten gewesen. Für mich war diese Reise erledigt. Mir war klar, das war der letzte Tanz gewesen. Die Nummer hatte ich verkackt. Ich wartete nur noch das Ende der Sendung ab und unseren Rauswurf. Wir hatten auch das schlechteste Ergebnis. Als die letzte Entscheidung anstand, waren Melissa und ich, wie zu erwarten, mit einem anderen Tanzpaar als Letzte noch auf der Bühne. Zwei von uns würden die Show jetzt verlassen müssen. Mir war sonnenklar, dass Melissa und ich das waren. Ich wartete nur darauf, dass die Moderatoren unsere Namen sagten und es endlich vorbei war. Ich war schon lange nicht mehr wirklich anwesend. Ich hatte mich in eine schwarze Höhle tief in meinem Inneren zurückgezogen. An einen Ort, an dem all meine düsteren Gefühle mich als eine dichte Dunkelheit umfingen.

Dann passierte etwas gänzlich Unerwartetes. Mein Name wurde nicht aufgerufen. Nicht Melissa und ich waren es, die gehen mussten. Ich verstand die Welt nicht mehr. Alles in mir, jeder Gedanke, jedes Empfinden war schon darauf eingestellt gewesen, zu verlieren. Ja, ich hatte doch schon längst verloren! Ich konnte es nicht fassen. Ich fühlte mich so, als hätte man mich auf das Schafott mit dem Galgen geschleppt, mir die schwarze Kapuze über den Kopf gezogen, mir die Schlinge um den Hals gelegt, mir den Boden unter den Füßen weggezogen – ich stürzte, doch anstatt, mir das Genick zu brechen, landete ich weich auf einer Matte. Man zog mir die Kapuze herunter und all meine Freunde waren da, mit Drinks und Konfetti und schrien »Überraschung!«. Ich fand mich plötzlich bei den Gewinnern wieder, ich durfte weiter dabei sein! Ich!

Wandel ist immer möglich

In diesem Moment ist etwas ganz Wichtiges passiert: Ich habe erlebt, dass es trotz all der Prägungen, trotz des gefühlten Mangels, trotz der erwarteten Niederlage, trotz des Selbstzweifels, eine andere Realität geben kann. Obwohl alles in mir darauf ausgelegt war zu scheitern, und obwohl meine alten Emotionen und Glaubenssätze so aktiv waren, konnte ich trotzdem etwas Neues, etwas Anderes erfahren. Ja, ich durfte sogar etwas Positives erleben. **In diesem Moment habe ich verstanden: Nichts ist in Stein gemeißelt. Es kann immer eine Veränderung geben.** Und dieses Ereignis hat etwas in mir verändert. Ich bekam urplötzlich die Chance, alles noch einmal anders zu machen, ein Geschenk vom Leben. Und es war wahrhaftig ein Geschenk! Denn ich verdankte mein Weiterkommen nicht meiner Leistung, sondern den Zuschauern, den Menschen, die für mich angerufen hatten, die an mich geglaubt hatten, als ich es nicht mehr konnte. Das war eine so wichtige Erkenntnis und Erfahrung: Da sind viele, ganz viele andere Menschen, die wollen, dass ich weitermache. Auf einmal war meine Wahrnehmung wieder geöffnet. Es gab offensichtlich so viel mehr als nur mein Gefühl von Mangel, Herrn Llambi und all die Menschen, die mir zuvor die Erfahrung von Ausgrenzung und Ablehnung beschert hatten. Zudem hatte ich eine Familie, die an mich glaubte, immer an meiner Seite stand. Das ist so viel wert. Ein echtes Privileg. Nur leider sieht man in so einem Moment oft den Wald vor lauter Bäumen nicht. Man denkt: »Ja, klar glaubt meine Mutter an mich, sie ist ja schließlich meine Mom.«

Genauso nimmt man das beim eigenen Bruder und der Schwester als gegeben hin. Eigentlich traurig, dass wir so stark auf das schauen, was uns fehlt, sodass wir das, was wir haben, oft nicht wertschätzen können. Dabei ist es nicht selbstverständlich, dass die Familie zu einem hält.

Wenn wir erst einmal erkennen, dass die ganze Welt voll mit Möglichkeiten ist, unsere Vergangenheit aufzulösen, uns zu verändern und uns neue Erfahrungen zu schenken, öffnen wir uns. Und unsere Wahrnehmung weitet sich. Dann können wir sehen, dass alles, was wir brauchen, um den Mangel, aus dem wir kommen, loszulassen und zu heilen, bereits da ist. Wir müssen es nur erkennen und annehmen. Das habe ich gemacht. Ich habe das Geschenk angenommen.

Ein Teil dieses Geschenks war die Erkenntnis, dass ich mich selbst unnötig begrenzte. Das Schlimmste in dem Moment des verpatzten Auftritts war nämlich das Gefühl, dass ich nicht das zeigen konnte, was in mir steckt. **Ich wusste, ich fühlte, dass so viel in mir darauf wartete zu strahlen. Doch diesen Teil hatte ich mit meiner Angst vor der Ablehnung im Dunkeln gehalten.** Es machte mich so traurig, dass mein Mangel mich derart vom Glück abschnitt und ich es nicht ändern konnte. Oder besser: Ich dachte bis dahin, dass ich es nicht ändern kann.

An diesem Abend ging ich sofort auf mein Hotelzimmer. Ich wollte, musste allein sein. Ich legte mich im Dunkeln auf mein Bett und starrte ins Nichts. Ich wollte keine Ablenkung, keine Störung. Ich wollte bei mir sein. Ich wusste, dass gerade etwas Bedeutsames passiert war. Ich fühlte es am ganzen Körper. Etwas Neues war in mein Bewusstsein gedrungen. Zum ersten Mal konnte ich spüren, ja, wirklich glauben, dass es Menschen gibt, die mich wollen, die mich mögen. Ich hatte schon wirklich viel Popularität erlebt, Massen an Menschen, die gekreischt hatten, wenn ich irgendwo aufgetaucht war. Aber dabei war es nie wirklich um mich gegangen. Da ging es um eine Rolle oder etwas Fiktives, das die Menschen in mir sehen wollten. Und dieser Ruhm, diese Anerkennung kam immer durch meine Leistung, das Besondere, was ich geschafft hatte. **Es war** immer die Belohnung für mein Kämpfen und bestärkte den Glaubenssatz: »Ich muss Leistung bringen, um gemocht zu werden. Und wenn ich nur richtig gut bin, dann werden mich alle mögen.« Dahinter stand wiederum die Überzeugung: »Eigentlich bin ich es nicht wert, gemocht zu werden.« Und das kann ich nur kompensieren, wenn ich alles gebe und jedem beweise, dass ich doch etwas wert bin. Das war es, was ich glaubte, was sich über die Jahre tief in mir manifestiert hatte und was alles in meinem Leben beeinflusste.

Zum ersten Mal erlebte ich nun bewusst, dass ich trotz schlechter Leistung gemocht wurde. Es gab Menschen, die sich die Mühe gemacht hatten, das Telefon in die Hand zu nehmen, um für mich anzurufen, damit ich weitermachen kann, die dafür sogar Geld ausgegeben hatten. Es gab Menschen, die an mich glaubten. Das machte etwas mit mir.

Ich weiß nicht, warum mich das genau zu diesem Zeitpunkt so stark erreichte. Wahrscheinlich, weil es sein musste und ich bereit dazu war. Ich erinnerte mich daran, dass Melissa und ich nach unserem Tanz und der Jury-Bewertung, noch einmal von Sylvie Meis interviewt worden waren und wir unsere Worte direkt an die Zuschauer richten sollten. Ich hatte in diesem Moment nicht versucht, cool zu sein. **Ich war so frei von Widerstand gewesen, dass ich mich sehr verletzlich gezeigt hatte.** Etwas, das zu dieser Zeit selten vorkam. Ich erzählte den Zuschauern von meiner Angst und bat sie ganz direkt, Melissa und mir noch eine Chance zu geben, damit wir diesen Knoten in mir zum Platzen bringen können, um zu zeigen, was wir wirklich draufhaben. Die Zuschauer hatten uns erhört. Wir sollten genau diese Chance bekommen.

Als ich da in der Dunkelheit lag, ließ ich alles noch mal Revue passieren, was die letzten Wochen geschehen war. Die Ängste der letzten Tage waren noch so präsent, dass es ein Leichtes war, mich mit ihnen zu verbinden. Ich wollte unbedingt verstehen, warum mich, nach so vielen Jahres des Übens, der Therapien und Techniken, nach Hunderten von Büchern, ein einziger Satz so aus der Bahn warf, dass alle Ängste und Zweifel und das Gefühl des Abgelehnt-Seins in dieser Intensität zurückkommen konnten.

Lass es geschehen!

Ich fing an zu weinen. Ich weinte so stark, dass es mich schüttelte. Ich konnte nichts dagegen tun. Es platzte aus mir heraus. Ich lag in diesem Hotelzimmer im Savoy in Köln und weinte Rotz und Wasser, wie ein kleines Kind. Es war eine Welle aus purem Schmerz. Sie überrollte mich einfach. Ich schrie und schlug in mein Kissen. Die gesamte Anspannung der letzten Tage, der letzten Jahre entlud sich ganz plötzlich.

Ich wusste nicht, was da geschieht. Es war eine Ewigkeit her, dass ich derart heftig geweint hatte. Und dabei konnte ich nicht einmal sagen, was mich traurig machte. Ich spürte eine allumfassende Trauer. Eine Trauer, die offenbar unendlich lange so tief in mir verborgen gewesen war, dass ich nicht mal von ihrer Existenz wusste. **In diesem Moment, als all diese Gefühle unkontrolliert über mich hereinbrachen, wiederholte ich ganz intuitiv einen Satz: »Lass es geschehen.« Denn, obwohl ich mich keinesfalls mehr unter Kontrolle hatte, alles an mir durchzudrehen schien, empfand ich keine Angst mehr.** Ich fragte mich, warum das so ist. Und spürte: Wahrscheinlich hatte ich keine Kraft mehr für Angst. Ich hatte einfach zu viel davon gehabt, ich war zu erschöpft. Und dann war es plötzlich ganz klar: Genau das war es, was ich gebraucht hatte! Das Zulassen. Ich musste aufhören, mich zu wehren, aufhören zu kämpfen, aufhören, mich selbst zu bekämpfen!

Ich ließ einfach alles kommen. Wie in einem Sturm auf hoher See peitschten mich meine Gefühle durch, prasselten unendlich viele Bilder auf mich ein. Und mit ihnen kam eine Flut an Erinnerungen und Emotionen. Der Damm war gebrochen. Alles wurde von den emotionalen Wassermassen davongetragen. Ich sah Szenen meiner Kindheit, den Waldorflehrer, meine Mutter auf dem Sofa, als sie krank war, die Schlägereien auf dem Schulhof. **Bilder über Bilder.**

Ich konnte sie nicht wirklich begreifen. Aber mir wurde bewusst, dass das, was ich hier sah, empfand, erlebte, die Auslöser all meiner Ängste waren.

Ich wusste nun, dass diese emotionalen Auslöser immer noch in mir präsent waren. Und ich spürte, dass ich mich ihnen weiter zuwenden musste. Ja, ich hatte mehr verstanden von meinen Ängsten und ihren Ursachen, ich hatte mehr Kontrolle über die Ängste. Aber alles ging eben nur so lange gut, wie ich die Kraft hatte, mich gegen die Ängste zu stellen – bis sie wieder an Macht gewannen und der nächste große Schub kam. Dann war alles wieder beim Alten. Ich musste mich noch tiefer in die Heilarbeit begeben, die Ursachen noch genauer ansehen.

Ich war in diesem Moment sehr dankbar, dass ich all die Techniken gelernt und all das Wissen gesammelt hatte. Es hatte mich schließlich viele Jahre über Wasser gehalten. Und mir ein gutes Leben ermöglicht, ein anstrengendes vielleicht, aber ein Leben voller Möglichkeiten und Abenteuer. Aber jetzt begann eine neue Phase. Es war so entscheidend, dass ich die Erfahrung gemacht hatte, dass ich mich einmal nicht aus meiner eigenen Willenskraft aus dieser Situation herausgeholt hatte. All mein Bemühen und Talent hatten nichts gebracht gegen diese Angst. **Ich musste lernen, dass in all meinem geschäftigen Tun und Lernen auch nur wieder Angst lag: Angst vor der Angst. Sie trieb mich dazu an, immer mehr Mittel zur Abwehr gegen die Angst zu finden.** So war ich in einen Teufelskreis geraten. Jede überwundene Angst verbuchte ich als Sieg. Ich wurde immer besser im Kämpfen. Zu den Kämpfen, die wir mit uns und anderen führen, ist mir nach all den Jahren ein wichtiger Satz hängen geblieben, nach dem ich bis heute lebe: **»Wer für den Frieden kämpft, der schreit auch für die Stille.«** Wir können keinen Frieden im Kampf finden. Ich habe es so lange versucht.

Der weitere Verlauf der Show ist ein perfektes Beispiel dafür, was wir alles erreichen können, wenn wir zu- und loslassen und bei uns bleiben, in Frieden, in der Freude. Nach diesem Abend wusste ich, ich brauche noch mehr Hilfe auf meinem Weg. Und ich brauche sie jetzt für diese Show. Ich konnte so nicht aus der Sendung ausscheiden. Das hätte mir für immer den Spaß am Tanzen verdorben. Ich spürte, ich war nun bereit, all meine inneren Hürden anzuschauen. Und ich war bereit aufzustehen und zu sagen: »Ich brauche Hilfe.« Das tat ich. Ich sprach es direkt in diesem Augenblick in die Dunkelheit des Hotelzimmers, in mich, ins Universum. »Herr, ich brauche Hilfe.«

Zuzugeben, dass ich jetzt und akut tiefgreifende Unterstützung brauchte, war ein sehr großer Schritt für mich. Für mich gab es immer nur »Ich gegen die Welt!«. Ich war davon überzeugt, ich brauche niemanden. Ich kann sowieso niemandem vertrauen. Menschen enttäuschen mich, lassen mich im Stich. Ich schaffe alles allein. Zu erfahren, dass das so nicht stimmt, war schwer, aber entscheidend für meinen gesamten Heilungsprozess. **Menschen brauchen Menschen. Unser Stolz bringt keine Heilung. Er verhindert nur, dass wir uns öffnen und Hilfe annehmen.**

Die nächsten Proben verliefen völlig anders. Ich hatte eine neue Haltung gefunden. Es war mir egal, was die Jury dachte. Es war mir egal, ob ich die Show gewinne oder nicht. Ich wollte nur da raus auf die Bühne gehen und wieder angstfrei tanzen. Nur das war mein Ziel. Freude haben, egal, was passiert, egal, ob ich gut bin oder nicht. Darauf konzentrierte ich mich. In dem gesamten Trainingsprozess kam immer wieder die Angst hoch, die Anspannung, der Druck. Jedes Mal, wenn ich merkte, dass ich wieder in diese Energie kam, unterbrach ich das Training für einen Augenblick und fokussierte mich ganz bewusst wieder auf die Freude. Melissa habe ich nichts von all dem gesagt. Sie hatte es nicht leicht mit mir. Aber es sollte sich später lohnen! Und vielleicht war es auch gut, das Thema nicht noch größer zu machen, indem wir darüber sprachen. Wir mussten unsere gemeinsame Arbeit schließlich unbedingt von diesem verbissenen Ehrgeiz und diesem immensen Druck befreien.

Unser nächster Tanz war ein Tango. Ein Tanz, den ich bis heute sehr liebe. Ich habe mich einfach auf die Kraft dieses Tanzes konzentriert, alles vergessen, einfach gemacht. Es wurde so viel besser und leichter. Nicht vom Tanzen her. Die Choreos wurden immer schwerer. Aber ich war leichter, leichter im Herzen. Die nächste Show kam und natürlich auch die Angst vor der Sendung. Nur weil man sich sagt, dass man keine Angst mehr haben möchte, ist sie nicht weg. Doch ich gab ihr keinen Raum mehr, sich auszubreiten. Immer wenn sie kam, stellte ich mir diese eine Frage: »Für wen tanzt du heute?« Und die Antwort war ganz klar und präsent: »Ich tanze für mich, für meine Freude, für Melissa und für alle Zuschauer dieser Sendung, die uns ermöglicht haben weiterzumachen.« Es war wie ein Mantra. Und es half. Die Jury, die Konkurrenten, die ganze Show, alles wurde gleichgültig. Ich wollte nur noch Tango tanzen. Es genießen. Das war es. Nur das.

Ab diesem Moment veränderte sich die ganze Show für mich. Ich tanzte unseren Tango. Es wurde nicht mein bester Tanz dieser Show, aber für mich ein sehr wichtiger. Denn es gelang mir, komplett bei mir und Melissa zu bleiben. Obwohl es ganz kurz vor unserem Auftritt anders aussah. In den Sekunden bevor es losging, als es im Studio ganz still wurde, das Licht erlosch und der Scheinwerfer auf uns gerichtet wurde, war ich plötzlich wieder ganz allein mit mir. Die Angst sprang mich erneut an. Für den Bruchteil einer Sekunde überkam sie mich. Die ersten Takte der Musik waren zu hören. Ich hatte noch etwas Zeit, bevor mein Einsatz kam. Die ganze Inszenierung, die Kostüme, die Ausstattung, alles war im Stil der 30er-Jahre gestaltet. Unsere Choreo begann mit einer Szene an einem Tisch, an dem ich Karten spielte. Ich saß dort und Melissa ging erst einmal um mich herum, so hatte ich noch einen Augenblick, bevor ich agieren musste. Ich spürte wieder dieses lähmende Gefühl in mir aufsteigen, als würde alles betäubt, mein Körper wurde schwer und fremd. **Ich schaute nach innen, in diese Angst hinein und anstatt sie abzuwehren, so, wie ich es früher immer getan hatte, sie anzuschreien und zu kämpfen, blieb ich ganz ruhig und sagte mir: »Es ist nur Angst, wir tanzen trotzdem, das wird toll.«** Ich nahm die Angst einfach mit, ließ sie Angst sein und legte einfach los. Ich konzentrierte mich voll und ganz auf Melissa und die

Musik. Einmal kam ich ganz kurz raus, aber ich fand sofort wieder zu meinem Rhythmus. Endlich waren wir beide eine Einheit. Und es war völlig egal, was danach war, auch wenn es das letzte Mal sein würde, dass wir hier tanzten.

Der Tanz ging zu Ende und ich war überglücklich. Ich hatte das erreicht, was ich mir vorgenommen hatte: zu tanzen und das mit Freude. Was die Jury sagte, war nicht relevant. Und natürlich freute ich mich dann doch, dass meine innere Veränderung auch im Außen wahrzunehmen war. Ich bekam Lob. Auch Herr Llambi fand gute Worte. Die entscheidende Rolle spielte aber mein Inneres. Ich war zutiefst dankbar, dass ich frei war, dass wir beide, Melissa und ich, das erleben konnten.

Von Sendung zu Sendung steigerten wir uns nun immer weiter. Ich war immer konzentrierter und tanzte immer besser. Unsere Tänze wurden immer ausdrucksstärker. Das tägliche Training war unendlich kräftezehrend. Wir trainierten teilweise zehn Stunden am Tag. Aber es machte mir nichts aus. Ich liebte es. Außerdem tanzten wir so legendäre Choreos wie den »Michael Jackson Freestyle« oder unseren »Pulp Fiction Jive«. Ich erlebte in einer so intensiven Weise, was es bedeutet, in seine wahre Kraft zu kommen. Welch grenzenloses Können und welche Stärke in uns steckt, wenn wir unseren Mangel ablegen, wenn wir uns frei machen und fliegen. Wenn wir entdecken, wer wir wirklich sind und sein können. Woche für Woche haben die Zuschauer wieder zu uns gehalten. Sie haben uns dabei begleitet, wie wir uns befreiten. Sie begeisterte nicht nur, wie wir tanzten, sondern auch, wie wir uns entwickelten, wie unerschrocken und mutig wir uns steigerten.

Das alles war kein Spaziergang, es war knallharte Arbeit. Es waren Tränen und die Bereitschaft, alles zu geben. Nicht, um zu gewinnen, sondern um zu heilen. Parallel zu dem täglichen Training habe ich mich noch einmal in einer neuen Intensität mit den Themen meines Lebens beschäftigt. Diese eine Nacht im Hotelzimmer, diese Weinattacke hatte mir gezeigt, wie viel unbearbeitete Wut, Trauer und Selbsthass immer noch in mir verborgen lagen. Ich suchte nach

Lösungen. Die Show war noch nicht einmal zur Hälfte geschafft und ich wusste, wenn ich noch weiter tanzen möchte, sollte ich etwas tun, nur was? Ich hatte ja bereits so viele Therapien und Behandlungsmethoden ausprobiert. Doch an meine tiefsten Emotionen war ich mit diesen Techniken nicht gekommen. Ein Freund erzählte mir dann eines Abends von diesem Hypnose-Therapeuten, der ihm so geholfen hatte mit seiner Flugangst. Ich wurde hellhörig. Hypnose, das klang gut. Ich würde mir meine Angst vor der Show einfach weg-hypnotisieren lassen! Zu diesem Zeitpunkt hatte ich keine Ahnung, was Hypnose ist und wie sie eigentlich funktioniert. Ich hatte, wie so viele, die verklärte Vorstellung von einem Hypnose-Zustand, in dem man nicht mehr weiß, was geschieht, in dem man quasi schläft und dann neu programmiert aufwacht. Ich hatte diese bekannten Show-Hypnotiseure vor meinem inneren Auge, die Menschen dazu bringen, steif wie ein Brett zu werden oder sich wie ein Huhn auf der Bühne aufzuführen und die später nichts mehr davon wissen. Ich lag so falsch.

Ich machte einen Termin bei dem besagten Therapeuten und dachte mir: Super, in der nächsten Show ist die Angst so was von weg! Wir redeten erst mal viel. Über mich, meine Kindheit und Familie. Und wir sprachen über meine Angst, die Panikattacken, die ich früher und heute hatte, was sich verändert hatte und welche Themen heute noch aktuell sind. Ich erzählte von der einschneidenden Situation mit Herrn Llambi in der Show und wie alles so stark zurückgekommen war. Wir blieben bei diesem Thema und gingen in die Hypnose. Der Therapeut brachte mich erst mal durch die hypnotische Einleitung in eine Art Trance. Interessanter Zustand, dachte ich mir, als es losging. Aber bin ich wirklich in Hypnose? Ich weiß ja nicht. Ich hatte nicht das erwartete Gefühl, nicht mehr da zu sein. Ganz im Gegenteil. Es war wie meditieren, wie eine ganz klare Konzentration. Ich fühlte mich sehr leicht, ein bisschen wie ohne Körper, aber mein Geist war sehr klar.

Der Therapeut brachte mich in die Situation mit der Jury und führte mich, durch das Aufbauen dieses Erlebnisses, wieder in die

dazugehörigen Emotionen. Ich spürte sofort, wie die Wut in mir auf-
stieg. Die Tränen flossen wieder, ohne dass ich etwas tun konnte.
In diesem Moment gingen wir in eine Regression. Ich arbeite heute
selbst viel mit Regressionen. Man sagt dazu auch Rückführungen.
Der Therapeut führte mich entlang dieser starken, ganz präsenten
Emotionen zurück zu ihrem Ursprung. An den Punkt, an dem ich sie
zum ersten Mal erlebt hatte, da, wo alles begonnen hatte, in meiner
Kindheit. Er führte mich immer weiter zurück, immer tiefer in mein
Unterbewusstsein hinein, in all die Erinnerungen und gespeicherten
Erlebnisse meines Lebens. Alles, was wir je gesehen, gehört oder gesagt haben, ist wie gesagt für immer in unserem Unterbewusstsein
gespeichert. Nur erinnern wir uns an das Wenigste. Weil unser Verstand die Kontrolle hat und alles so steuert, dass wir am besten funktionieren. Unserem Verstand ist es egal, ob es uns gut oder schlecht
geht. Der hat nur das Ziel, uns am Leben zu halten. Leid, Trauer und
Schmerz hindern uns am Funktionieren. Sie gefährden uns, im Sinne
des Überlebens, machen uns angreifbar. Also packen wir all diese
Emotionen und Erfahrungen in die dunkelste Ecke unserer Psyche,
wo sie den Ablauf des Systems vermeintlich nicht mehr behindern.

Als wir in der Hypnose in meine Wut gingen und auf ihr wie
auf einem emotionalen Leitstrahl in meine Vergangenheit reisten,
kam als Erstes das Bild in der Waldorfschule. Ich konnte sofort wieder diesen Bienenwachs-Geruch wahrnehmen. Ich sah das bärtige
Gesicht des Lehrers wieder. Ich sah mich selbst als Kind. Nein, ich
war das Kind! Ich fühlte mich genauso. Ich durchlebte diese Szene
wieder, nicht als klare Geschichte, wie einen Film, sondern als eine
Mischung aus Bildern und Emotionen. Ich sah das Häuschen aus
Holzsteinen, welches ich gebaut hatte. Ich spürte die Wut so sehr.
Ich wollte dieses beschissene Häuschen kaputtmachen. Und ich
spürte genau warum: Ich wollte diesem Lehrer seine ganze Fragerei heimzahlen und ich wollte ihm zeigen, dass es so etwas wie eine
heile Familie mit Mama und Papa gar nicht gibt. Ich wurde so wütend auf meinen Vater, dass er uns einfach nicht gewollt und sich
einen Dreck um uns gekümmert hatte. Ich wurde so wütend auf

alles, dass ich begann, in Hypnose komplett auszurasten. Ich meine wirklich auszurasten. Ich schrie wie am Spieß die übelsten Schimpfwörter. Ich trat und schlug um mich. Ich explodierte förmlich. Es war eine Bombe der Wut, die alles in Fetzen riss. Diese Sitzung gibt es auf Video. Ich habe sie mir einige Jahre später wieder angesehen und war schockiert. Ich sah aus wie von einem Dämon besessen. Ich habe es sogar geschafft, die Kamera neben dem Behandlungsstuhl umzutreten.

Erst ließ der Therapeut mich diese Wut erleben. Dann fing er mich wieder auf und wir kanalisierten diese Emotion. Wir stellten uns vor, all die Menschen, die im Zusammenhang mit diesen Gefühlen standen, wären jetzt hier im Raum und wir begannen einen Dialog mit ihnen. Das war eine so krasse Erfahrung, dass ich Stunden nach der Behandlung noch komplett neben mir stand. Gefühlt ging die ganze Sitzung vielleicht eine Stunde. In Wirklichkeit waren es über drei Stunden. Die Hypnose war überhaupt nicht das, was ich mir vorgestellt hatte – einschlafen, aufwachen: geheilt. Es war das Gegenteil. Es war so lebendig. Ich habe alles so klar gesehen. Es war, als wären all die Menschen wirklich da gewesen. Ich konnte ihnen meine Meinung sagen, neue Haltungen zu ihnen einnehmen und mich distanzieren.

Ich hatte nun erwartet, dass meine Angst nach der Hypnose weg wäre. Das war sie nicht. Die ersten Tage nach der Behandlung ging es mir sogar schlechter. Ich war verzweifelt. Ich hatte die Büchse der Pandora geöffnet. Und einmal offen lässt sie sich bekanntlich nicht mehr schließen. Es dauerte ein paar Tage, aber dann bemerkte ich den Unterschied. Ich hatte mich von einigen Dingen gelöst. Alles war leichter in mir, freier. Ich hatte einen riesigen Batzen Druck, Schmerz und Trauer rausgelassen. Die Last auf meinem Herzen war verschwunden. Ich hatte mich tatsächlich so lange so beschwert gefühlt in meinem Leben, dass ich es gar nicht mehr richtig wahrgenommen hatte. Seit diesem Tag bin ich ein absoluter Fan der sogenannten Hypno-Therapiearbeit. Diese ganze Zeit war danach so intensiv, so hart im Training und so bereichernd durch all meine

Erfahrungen. Es war ein Segen, dass ich all das erfahren und lernen konnte.

Ich hätte niemals gedacht, dass es möglich wäre, dass ich, der so oft kurz vor dem Rauswurf aus dieser Sendung gestanden hatte, ins Finale einziehen würde. Das hatten wohl die wenigsten erwartet. Doch genau das geschah. Melissa und ich waren völlig fassungslos. Was für eine Entwicklung! Genau wie bei der ersten Live-Sendung, dem Beginn der Demütigung und dem tiefen Fall in die Zweifel und die Angst, versammelte sich alles wieder zum großen Showdown. Wieder war meine ganze Familie gekommen, um uns beim Tanzen anzufeuern. Unglaublich viele Freunde und Fans waren da, um uns zu unterstützen. Ich bin all diesen Menschen bis heute so unendlich dankbar. Das Schönste an diesem Finale war, dass ich tatsächlich nicht eine einzige Sekunde in der Angst war. **Ich hatte schon längst alles gewonnen: Meine Selbstachtung, meine Freude, den Glauben an mich und meine Fähigkeiten, das Vertrauen in meine Stärke, das Wissen, dass man alles schaffen kann, egal, wie sehr uns die Angst bremst, egal, wie negativ unsere Prägung ist. Wir können uns immer wieder neu erfinden. Und genau das hatte ich getan.** Mit meiner Ausstrahlung und meiner Haltung, mit meiner gesamten Wahrnehmung.

Das ganze Finale war eine einzige Belohnung, eine Belohnung für unser fleißiges Trainieren, für unser Durchhaltevermögen und für meinen Mut, immer wieder rauszugehen und mich der Angst zu stellen. Wir tanzten gegen Sıla Şahin-Radlinger, die eine sehr gute Tänzerin ist und mit Christian Polanc einen unglaublich starken Profi an ihrer Seite hatte. Die beiden legten einen wahnsinnigen Auftritt hin – absolut gut und sauber. Dennoch passierte das, womit niemand gerechnet hatte: Wir waren es, die an diesem Abend den Sieg nach Hause brachten. Die Zuschauer hatten unseren Weg von ganz unten nach ganz oben miterlebt. Wir hatten sie an unserem Scheitern und an unseren Erfolgen ganz ehrlich und nahbar teilhaben lassen. Das war das Besondere an unserer Teilnahme und an diesem Gewinn: Es war eine echte Heldenreise.

Ich schaue mir diesen Moment immer mal wieder im Netz an und erinnere mich an diese Zeit, diese unglaubliche Veränderung meines Wesens. Vom ängstlichen, unsicheren Schatten meiner Selbst war ich zum strahlenden Sieger geworden, zum Sieger über meinen Mangel, zum Sieger über meine Zweifel. Es ist ein Geschenk, wenn man so einen Moment in seinem Leben auf Video festgehalten hat. Man kann einfach »Manuel Cortez, Let's Dance« im Browser eingeben und kann all die Tänze, die Momente, die ich hier beschreibe, ansehen. Das ist unglaublich. **An Tagen, an denen ich den Mut verliere, nicht mehr an mich glaube oder so stark im Mangel bin, dass ich mich selbst vergesse, schaue ich mir an, was ich erreichen kann, wenn ich mich der Magie der Heilung, unserer wahren inneren Kraft hingebe.** Ich habe genau das im Laufe der Zeit auch in anderen Situationen immer wieder erlebt und war immer wieder beeindruckt und erfüllt von diesen Erfahrungen.

Akzeptanz bringt Heilung

Der wichtigste Schritt gegen Ablehnung ist das Erlernen und Üben von Akzeptanz. Beginnend bei uns selbst, bei all den Dingen, die wir an uns ablehnen, die wir nicht wollen und verurteilen. Zum Beispiel Angst und all die von uns negativ bewerteten und erlebten Gefühle. Akzeptanz ist der Schlüssel zu Frieden und Toleranz. Dazu gehört zuerst zu akzeptieren, dass wir das verkörpern, was man aus uns gemacht hat. Dass all unsere Angst einen Ursprung hat und dieser ein Teil unseres Lebens ist – nicht unser Leben, sondern nur ein Teil dessen. In der Akzeptanz finden wir den Optimismus und das Vertrauen, um die Welt, die Menschen und ihr Verhalten anzunehmen, auch wenn vieles von dem nicht unseren Vorstellungen oder Werten entspricht. Durch Akzeptanz können wir aus Krankheiten lernen. Sie lässt uns mehr sehen in den Dingen als nur den Mangel, den wir durch Ablehnung erfahren. Wenn wir Akzeptanz in unserem Leben praktizieren, ermöglichen wir uns neue Perspektiven auf alles, was uns begegnet und widerfährt. Akzeptanz ist das Ablegen von gut oder schlecht, von negativ oder positiv. In Akzeptanz findet sich das Loslassen von Bewertung und Wert und die Zufriedenheit über den gegenwärtigen Augenblick.

Erst als ich meine Angst annahm, ich ihr ohne Ablehnung begegnete, fand ich den inneren Frieden, den Zugang zu all den Möglichkeiten, vor allem aber Heilung. Heilung steckt in der Annahme, im konstruktiven Bejahen der Gegenwart, mit allem, was sie für uns bereithält. Akzeptanz ist die Bereitschaft, alles anzunehmen, was uns im Laufe unseres Lebens begegnet, alles zu gleichem Wert. Freude ist dann gleich viel wert wie Leid, Wut ist nicht besser oder schlechter als Gelassenheit. Es sind alles Gefühle und Emotionen. Unsere Bewertung und Haltung zu den einzelnen Emotionen machen den Unterschied.

Natürlich habe ich, wenn ich Schmerzen empfinde, ein anderes Erleben, als wenn ich mich kugele vor Lachen. Und in der Momentaufnahme ist das Lachen, die Freude natürlich angenehmer. Doch worum geht es am Ende? Um den kleinen Moment des Glücks oder um die große Perspektive des Lebens im Ganzen? Für mich ist in der Betrachtung des gesamten Verlaufs unseres Lebens, die Entwicklung und geistige Reifung das Entscheidende. Und dabei ist Schmerz genauso wertvoll wie Lachen oder Weinen. Alles ist Gefühl, alles Erfahrung und notwendig für unseren emotionalen Ausdruck. All das schafft erst die Vielfalt an Möglichkeiten, uns selbst kennenzulernen und zu verstehen. Es gibt im Blick auf das große Ganze nichts Gutes oder Schlechtes, immer nur Situationen und Erlebnisse. Wenn wir den Weg der Akzeptanz wählen, gibt es nichts mehr abzulehnen. Alles darf sein. Alles darf werden. In der Akzeptanz des Seins finden wir die Bereitschaft, flexibel auf die Welt, auf die Menschen und die Gegebenheiten zu reagieren. Akzeptanz ist das Ja zum Leben, das Ja zu allen Gefühlen und das Ja zu unserer eigenen Heilung. Wenn wir aufhören, alles abzulehnen, was wir spontan nicht wollen, weil es vielleicht nicht unseren Zielen oder Wünschen entspricht, können wir Antworten auf wichtige Fragen finden. Dann können wir auch die richtige Heilmethode für unsere körperlichen Beschwerden finden oder die passende Hilfe in psychisch herausfordernden Situationen.

Ich konnte diese Show deshalb in etwas so Hilfreiches verwandeln, weil ich akzeptiert hatte, dass ich Fehler mache, dass ich Angst hatte, dass nichts von dem ganzen Drumherum eine Bedeutung hatte, außer meiner eigenen Entwicklung. Erst als ich die Tatsache, dass ich Angst habe, nicht mehr ablehnte, konnte ich die Angst und all ihre Symptome als etwas Sinnvolles betrachten, erleben und verarbeiten.

Meine Angst ist wichtig, sehe ich doch durch sie so klar meine Grenzen, meinen gesamten erlernten Mangel. Es heißt oft, Angst sei kein guter Berater. Ich sehe das anders: Meine Angst ist ein so wichtiger Berater in meinem Königreich. Aber eben nur einer unter vielen. Ein König, der sein Reich gut und fürsorglich regieren will, braucht vielseitige Berater und Vertraute. Er braucht den vorsichtigen, ängstlichen und erfahren Berater, genauso wie den überschwänglichen und mutigen, den fröhlichen und verschwenderischen. Jeder diese Berater hat seine Wichtigkeit. Als Berater erledigt jeder von ihnen eine entscheidende Aufgabe. Doch wenn einer der Berater zum König wird, gibt es keine Ausgeglichenheit mehr, keine Vielfalt. Denn dann regiert immer nur eine Wahrnehmung, eine Art des Denkens und Handelns. Das wird das Königreich langfristig ins Elend stürzen. Es braucht die Vielfalt und den flexiblen Umgang mit unterschiedlichen Situationen, um das gesunde Gleichgewicht zu erhalten. Wenn zum Beispiel die Angst zum König wird, regiert auch die Angst das gesamte Reich. Wenn Angst regiert, wird plötzlich alles gefährlich, jeder ein Feind und überall ist nur noch Unheil und Bedrohung. Was passiert, wenn Länder in Angst regiert werden, sehen wir in dieser Welt zu Genüge. Wo Angst regiert, wird Angst gedeihen.

Und jetzt kommst du!

Ich habe dir diese Geschichte erzählt, weil ich dich ermutigen will, nicht aufzugeben, auch wenn alles schwer und aussichtslos erscheint. Ich will dir zeigen, dass in jedem von uns das allergrößte Potenzial steckt. Wir können wirklich das Unglaublichste erreichen, wenn wir den Mangel in uns auflösen. Ich selbst habe so oft erlebt, was es bedeutet, über sich hinauszuwachsen und kann dich nur motivieren, es auch zu tun. Es lohnt sich auf eine Weise, die man sich kaum erträumen kann. Du weißt jetzt nach dieser Erzählung, das alles ist kein nettes Motivationsgerede, das ist meine ganz persönliche Lebenserfahrung. Das Einzige, was uns im Leben von unserer wahren Größe und Freiheit abhält, sind wir selbst. Du bist nicht deine Angst. Du bist nicht der Mangel, die Selbstzweifel und die Ablehnung, die du erlebt hast und wieder erwartest. Du bist nicht die Grenzen in deinem Kopf, die man dir eingepflanzt hat. Du bist nicht all das Fremde, was man dir aufgeladen hat. Nicht das Leid, nicht die Trauer oder Wut. Nichts davon. Das alles ist nur Anhaftung, nur Erfahrung, aber das bist nicht du. Unter all dieser Belastung befindet sich der reinste und schönste Diamant: deine Seele.

Wer regiert in deinem Königreich? Welche Berater hast du und lässt du sie alle in gleichem Maße zu Wort kommen? Wo gibt es in deinem Leben vielleicht noch Anhaftung? Wie sehr identifizierst du dich mit deinem Handeln, mit vergangenen Ereignissen und mit bestimmten Emotionen? Wo lehnst du Dinge, Situationen, andere Menschen und vor allem dich selbst ab? Wo erwartest du Ablehnung schon von vorneherein – ohne dass es einen äußeren Grund dafür gibt? Gibt es da eventuell einen Grund in dir? Ist es vielleicht eine Erinnerung an Ablehnung, ein weit zurückliegendes Ereignis, bei dem du dich abgelehnt gefühlt hast, aus dem du eine Überzeugung entwickelt hast? Wie fühlt sich das an? Welche Überzeugung könnte dahinterstehen?

Lass es zu, dass die Erinnerungen und die Gefühle, die damit in Zusammenhang stehen, noch mal zurückkommen. Auch wenn sie schmerzhaft sind. Fühle sie. Lass es geschehen. Ich verspreche dir, es kann dir nichts passieren. Es ist vielleicht ein wilder Sturm, der dann in dir ausbricht. Es fühlt sich für einen Moment vielleicht an, als würdest du in den Wellen untergehen. Aber ich sage dir: Du wirst nicht ertrinken. Im Gegenteil, dieses Wasser wird dich reinigen. Du wirst dich danach freier fühlen. Du wirst klarer sehen. Du wirst ein Stück mehr du selbst sein.

SCHULD

DIE GEISSEL DER FREIHEIT

Die ewige Suche nach dem Schuldigen

Auf unserem Weg der inneren und äußeren Heilung werden wir alle irgendwann unumstößlich mit einem besonders unangenehmen Thema konfrontiert: Schuld. Schuldgefühle sind der Stachel in unserem Fleisch, der einen nie endenden Schmerz verursacht. Schuldgefühle wie auch die Schuldfrage sind die ultimative Anhaftung an Leid, Hass, Wut und Verzweiflung. Und – ich habe es im Kapitel »Wut« schon beschrieben – Rache ist das bitterste Gift, das wir als Menschen zu uns nehmen können. Der Wunsch nach Rache kommt immer aus dem Wunsch nach Vergeltung, nach Gerechtigkeit, nach dem Ausgleich von Schuld. Doch kann es Gerechtigkeit durch Vergeltung geben? Was ist Recht und Gerechtigkeit am Ende? Wer ist schuld am Schmerz und Elend dieser Welt? Im Namen der Gerechtigkeit und der Schuld hat der Mensch Milliarden anderer Menschen vertrieben, stigmatisiert und ermordet. Die Liste der Opfer einer von Menschen festgestellten Schuld ist so lang wie die Geschichte des menschlichen Leids selbst. Im biblischen Sinne spricht man bei der Urschuld vom Sündenfall, dem Fall der Menschen aus dem Paradies, die Trennung unserer Seelen vom großen Ganzen. In der Folge suchte der Mensch jahrtausendelang ständig nach dem Schuldigen: Wer hat wen zuerst geschlagen? Wer hat wem Unrecht getan?

Die Frage nach Schuld und Unschuld ist tief in unserer Seele verankert. Jeder Mensch trägt diese Schuldfrage und auch Schuldgefühle in sich, ob es ihm bewusst ist oder er keinerlei Verbindung zu seinem höheren Selbst hat. Ständig suchen wir den Schuldigen, geben uns und anderen die Schuld für alles im Leben, schämen uns, verurteilen uns, verachten uns für unsere Fehler und unsere Schuld.

Schuld wird oftmals auch innerhalb der Familie weitergegeben. Sei es durch die Kriegsverbrechen der Urgroßväter oder durch die unbegründeten Schuldgefühle der Eltern gegenüber ihren Kindern, sei es durch das ewige schlechte Gewissen aufgrund bestimmter Gefühle oder wegen einer tatsächlich verletzenden Tat. Schuldgefühle werden meist unbewusst weitergegeben und leben in den Menschen fort, die oft nicht einmal den Ursprung kennen. Diese können sich ihr Leben lang nicht erklären, warum sie Schuldgefühle haben, sind sie sich doch keiner bösen Tat bewusst. Und natürlich werden Schuldgefühle auch durch die Erziehung weitergegeben. Im Gewissen sind all unsere Werte und Empfindungen für richtig oder falsch gespeichert. Diese wiederum sind geprägt durch die Menschen, die uns diese Werte und Regeln vermittelt haben. So sind wir automatisch an diese Prägung gebunden und emotional korrumpierbar. Die klassischen Schlechtes-Gewissen-Sätze unserer Prägung: »So was macht man doch nicht«, »Wie kannst du so egoistisch sein?«, »Was sollen denn die Nachbarn denken?«, »Schau, was du deiner Mutter antust« und mein Lieblings-Satz »Das ist unerzogen«. In jedem dieser Sätze steckt ein Vorwurf, der auf eine Schuld verweist. Und so werden Mängel, Ängste und Schuldgefühle von einer Generation zur nächsten weitergegeben. Was damit auch hervorgerufen wird, ist Angst. In Schuld und Schuldgefühlen verbergen sich eine ganze Ansammlung unterschiedlicher Ängste. Schuld an sich trägt immer die Angst vor Bestrafung mit sich. Angst vor Vergeltung, vor dem Schuldspruch oder anderen Konsequenzen. Schuld kann Ausgrenzung und Ablehnung nach sich ziehen. Durch unsere Schuld können andere uns ihre Liebe entziehen, uns ihre Gunst verweigern und das führt zu Isolation. Und in der Schuld liegt auch der Wunsch nach Wiedergutmachung, nach dem Tilgen der Schuld.

Solange wir Menschen uns schuldig fühlen, solange wir uns deshalb selbst verurteilen, bestrafen und verachten und solange wir uns mit der Frage beschäftigen, wer schuld an unserem Leid trägt, solange wir Schuldige für unsere eigenen Taten suchen, solange wir beschuldigen, anstatt zu reflektieren, können wir nicht zu dem Wichtigsten gelangen, was ein Mensch zur Heilung seiner seelischen und physischen Leiden braucht: Vergebung.

Vergebung ist der Weg des Heilens und der Freiheit für uns, für jeden Menschen auf diesem Planeten. Uns selbst und allen unseren Tätern zu verzeihen ist der erste Schritt, den wir gehen sollten, um uns von der Anhaftung, von der Identifikation mit unserem Leiden zu lösen. Erst wenn wir nicht mehr getrieben sind von Schuld, können wir das Karussell von Auge um Auge und Zahn um Zahn verlassen. Erst durch radikale Vergebung erweitern wir unseren Horizont und ermöglichen uns, eine alles verändernde Perspektive auf das Geschehen dieser Welt und auf unser Leben.

Meine Schuldgefühle

Ich habe mein ganzes Leben unter Schuldgefühlen gelitten. Ich fühlte mich schuldig dafür, dass meine Mutter litt und ich ihr nicht helfen konnte. Ich fühlte mich schuldig, weil mein Vater uns verlassen hatte. Und ich fühlte mich schuldig, weil ich offenbar nicht gut genug war, dass mein Vater mich lieben konnte.

Einer der ganz erheblichen Gründe für Schuldgefühle war der innere Vorwurf an mich, ich sei faul, ich sei ein fauler Mensch und damit nicht liebenswert. Das Schuldgefühl war so schlimm, dass ich niemals entspannen konnte. Ich war wie ein Duracell-Hase, immer am Trommeln und Hüpfen. Das habe ich so lange gemacht, bis ich nicht mehr konnte, um dann in das genaue Gegenteil zu verfallen: komplette Verweigerung, Trotzverhalten. Dann habe ich gar nichts mehr gemacht, mich in die Ablenkung gestürzt, tagelang gefeiert, ohne Ende Konsole gespielt, ewig nicht das Haus verlassen oder einen Serien-Marathon absolviert. Beide Verhaltensweisen waren ungesund. Ein Mangelverhalten erschafft immer das nächste: Mein schlechtes Gewissen erzeugte Druck, auf den großen Druck folgte die Erschöpfung, dann die Verweigerung. Daraus entstanden wieder Schuldgefühle für mein Verhalten – und der Kreislauf begann von Neuem. Immer und immer wieder. Und das alles nur aus der Angst heraus, nicht genug zu sein, nicht geliebt zu werden. **Bei allem Aufwand ließ sich dieses Gefühl aber dennoch nicht auflösen. Der Glaubenssatz »Ich bin faul und deshalb nicht liebenswert« war wie in mein Herz eingraviert.** Wie alle Glaubenssätze ist auch dieser in mir durch ein ganz bestimmtes Ereignis entstanden.

Mein Vater hatte meine Familie, wie schon erzählt, verlassen, als ich noch gar nicht geboren war. Dass ich das Licht dieser Welt erblickte, verdanke ich dem 30. Geburtstag meiner Mutter, Champagner, einem sehr großen Strauß Rosen und der Tatsache, dass auch Kondome ihre Zuverlässigkeit verweigern können. Als ich mich ankündigte, war das für viele ein großer Schock. Meine Großeltern wie auch mein Vater waren sehr gegen dieses Kind, also mich. Der einzige Mensch, der fest davon überzeugt war, dass meine Geburt etwas Gutes bedeutete und sich allein gegen alle Widerstände stellte, war, Gott sei Dank, der wichtigste: meine Mutter. Zu diesem Zeitpunkt war sie, wie gesagt, praktisch schon alleinerziehend, ihre Eltern machten großen Druck und meine Abtreibung wurde verlangt. Niemand traute meiner Mutter zu, es allein mit drei Kindern zu schaffen. Und es war auch nicht leicht. Meine Mutter machte mit zwei Kleinkindern und einem Neugeborenen ihr Staatsexamen und ging nachts arbeiten, um Geld zu verdienen. Mein Vater war mit seiner Karriere beschäftigt, hatte eine neue Frau und beteiligte sich an unserem Leben nur, wenn es sein musste. Ansonsten war er sehr damit beschäftigt, ein erfolgreicher Arzt zu sein.

Als Kind versteht man die Zusammenhänge, die in der Beziehung der Eltern eine Rolle spielen, nicht. Kinder haben ein sehr emotionales Schwarz-Weiß-Denken. Ihr Verständnis für ein bestimmtes Verhalten hört bei ihnen selbst auf. Alles beginnt und endet mit der eigenen Person. Ihnen fehlt noch die Fähigkeit, die Welt aus einer distanzierteren Perspektive zu betrachten, ihre Wahrnehmung bezieht sich ausnahmslos auf sich selbst. Dass erwachsene Menschen dumme Dinge tun, weil sie verletzt sind, weil sie wütend sind, weil sie es schlicht nicht gelernt haben, zu kommunizieren, ist einem Kind emotional wie kognitiv nicht bewusst. Auch wenn ich als Kind also nicht verstehen konnte, warum bestimmte Dinge geschahen und meine Eltern sich auf diese Weise verhielten, nahm ich die Spannungen, die Verbitterung und die Vorwürfe sehr wohl wahr. Nur, wie es für ein Kind normal ist, bezog ich all das auf mich.

Ich weiß, dass die Beziehung meiner Eltern von Anfang an schwierig war. Mein Vater kam als Ausländer nach Deutschland, sprach die Sprache nicht und musste sich vor dem Vater meiner Mutter beweisen, der ein sehr renommierter Arzt in Deutschland war. Meine Großeltern waren gar nicht begeistert, dass meine Mutter einen Ausländer geheitatet hatte und das ließen sie meinen Vater deutlich spüren. Hier kann man sehen, wie sich das Thema Ablehnung von Generation zu Generation überträgt: **Mein Vater war davon überzeugt, er sei nicht gut genug, er müsse sich beweisen – und aus seinem Mangelempfinden und dem entsprechenden Verhalten entstand mein Gefühl des Ungenügend-Seins, das mich wiederum in die Verhaltensweise des Mangels trieb.**

Ich denke, die Beziehung mit meinem Vater war auch eine Rebellion meiner Mutter gegen ihren Vater. Sie wollte damals unbedingt dieses kalte, strenge und verschlossene deutsche Elternhaus verlassen. Deshalb haute sie ans Ende Europas ab, um dort zu studieren und sich zu verlieben. Für meinen Vater war meine Mutter das Ticket nach Deutschland und die Chance, aus Portugal zu fliehen. Denn Portugal führte zu dieser Zeit Krieg in Angola, bei dem Rebellen versuchten, die koloniale Herrschaft Portugals zu beenden und mein Vater sollte in diesen Krieg ziehen. Durch die Ehe mit meiner Mutter und die Flucht im Kofferraum ihres alten VW-Käfers über die Grenze nach Spanien konnte er der Wehrpflicht und dem Krieg entkommen. Die Familie meines Vaters verlor alles, was sie in Angola besessen hatte. Ich weiß, dass die Zeit für meinen Vater in Portugal also sehr schwer war.

Als Scheidungskind hat man immer das Problem, dass man zwischen zwei Parteien steht. Meine Mutter hat immer versucht, uns Kindern den Kontakt zu unserem Vater zu ermöglichen. Doch wir haben ihre verletzten Emotionen gespürt. Auch war mein Vater leider, wie gesagt, nicht sehr verlässlich, und es gab immer wieder Ärger wegen des Umgangs und wegen des Unterhaltes für mich und meine Geschwister. **Als Kind fühlte ich mich**

schuldig, dass ich meinen Vater mochte. Ich hatte Angst, meine Mutter zu verletzen, sie zu enttäuschen und damit ihre Ablehnung zu erfahren. Ich habe meinen Vater vermisst, er fehlte mir. Doch er war »der Böse«. Bekam ich mit, dass meine Mutter litt und es große Spannungen gab, hatte ich, ob ich es wollte oder nicht, Schuldgefühle. Auf der einen Seite wollte ich meine Mutter nicht verletzen und hatte dennoch Sehnsucht nach einem Vater. Auf der anderen Seite war mein Vater nie da und stellte auch keine großen Bemühungen an, das zu ändern, was das Gefühl in mir verstärkte, etwas falsch gemacht zu haben.

Ich bin das Kind, das meinem Vater am ähnlichsten ist. Wenn ich Bilder der Hochzeit meiner Eltern anschaue und ihn mir darauf ansehe, denke ich, das könnte ich selbst sein. Ich habe als Kind leider sehr wenige Erinnerungen an ein gemeinsames Leben mit meinem Vater. Es gab ein paar Urlaube in Portugal, an die ich mich noch vage erinnere. Das waren die einzigen Male, bei denen ich die Kultur meines Vaters im Kreise meiner portugiesischen Familie erleben konnte, ein Gefühl bekam, was es heißt, Portugiese zu sein.

Der Konflikt zwischen meiner Mutter und der portugiesischen Familie wurde im Laufe der Jahre so massiv, dass der Kontakt komplett abbrach. Ich habe meine portugiesische Oma nie wiedergesehen. Bis heute erinnere ich mich an ihre Mousse au chocolat, die sie immer für uns zubereitet hatte. In einer riesengroßen Schüssel wurde die Mousse gerührt und wir Kinder saßen unter dem Tisch und hofften, die Schüssel auslecken zu dürfen. Die Familienfeste waren immer so bunt, mit unzähligen Leuten und unglaublich viel Essen. Eigentlich wurde durchgehend gegessen. Wir Kinder spielten den ganzen Abend draußen, so lange, bis wir erschöpft irgendwo unter einem Tisch, einer Bank oder auf dem Schoß eines Onkels oder einer Tante einschliefen. Ich liebte diese lustigen und geselligen Abende und Feste. Das tue ich heute immer noch. Ich habe mir immer Vorwürfe gemacht, dass ich den Kontakt zu meiner portugiesischen Familie nicht wieder habe aufleben lassen, als ich alt genug war. Ich hätte selbstständig den Kontakt suchen

SCHULD

können. Das habe ich aber nie. Bis auf einmal. Einmal versuchte
ich es. Einmal bin ich losgezogen, um meinen Vater und die Familie meines Vaters endlich in meinem Leben zu haben und meinen
Vater wirklich kennenzulernen.

Meine größte Sehnsucht wird endlich erfüllt

Als ich in die Pubertät kam, hatte ich schon sehr viele Jahre keinen
Kontakt mehr zu meinem Vater, der immer noch in Deutschland
lebte. Und nun wurde mein Wunsch, ihn kennenzulernen, richtig
groß. So groß, dass ich meiner Mutter in den Ohren lag, mir zu er-
lauben, meinen Vater in den Sommerferien zu besuchen. Das erste
Mal allein, nach all den Jahren. Ich verbrachte meine Sommerferien
immer gerne in Deutschland. Egal, wie viele Jahre ich schon in Portugal lebte, ich fühlte mich in Deutschland immer wohler.

Ich fuhr also mit dem Zug zu meinem Vater. Ich war 14 Jahre alt
und ein Teenager, auf der Suche nach Identität, nach Zugehörigkeit
und Persönlichkeit. In diesem Alter ist man sehr verwundbar. Und
ich war zu diesem Zeitpunkt noch sehr Kind. Wenn ich mir heute
Jugendliche in diesem Alter ansehe, dann sind das fast schon Erwachsene, sehen aus wie 20 und benehmen sich auch so. Ich dagegen
habe in diesem Alter noch mit Lego gespielt und die »Drei ???« gehört – das tue ich heute übrigens immer noch.

Die Zugfahrt dauerte ein paar Stunden. Ich hatte einen genauen
Reiseplan in der Tasche, wann ich wo umsteigen musste. Damals
gab es noch keine Handys. Ich wusste, mein Vater würde mich am
Bahngleis abholen, mehr nicht. Ich war so aufgeregt und auch voller
Angst. Wie würde mein Vater sein? In der Vergangenheit hatte ich
die Zeit mit meinem Vater immer in Anwesenheit meiner Geschwister und im Zusammenhang mit meiner Mutter erlebt. Der Konflikt
war immer da gewesen. Heute würde ich meinem Vater allein und
neutral begegnen. Ich hatte so eine Sehnsucht und ein tiefes Bedürfnis nach einer männlichen Energie, nach einem Vater, der mich an
die Hand nimmt und mir das Leben zeigt. Der mir beibringt, wie

man etwas baut, was man braucht, um in diesem Leben zu bestehen, was es bedeutet, ein Mann zu sein. Ich brauchte ein Vorbild oder ich wünschte mir zumindest eines. Ich habe mich immer so verloren und haltlos gefühlt. Ich hatte gerade erst die schwere Zeit mit dem Krebs meiner Mutter hinter mich gebracht und brauchte Halt. Ich dachte mir wahrscheinlich auch, wenn ich meinen Vater kennenlerne, ist es nicht so schlimm, wenn meine Mutter stirbt, dann habe ich wenigstens wieder einen Vater.

Am Bahnhof angekommen, blieb ich auf dem Bahnsteig stehen und schaute mich um. Natürlich fürchtete ich, dass mein Vater nicht da sein würde. Es war natürlich alles abgesprochen. Doch ich hatte die Tage, an denen meine Geschwister und ich vergeblich auf meinen Vater gewartet hatten noch sehr lebendig in Erinnerung. Der Bahnsteig leerte sich immer weiter und ich konnte ihn nicht entdecken. Leichte Unruhe kam in mir hoch. Doch, bevor ich wirklich Panik bekommen konnte, sah ich meinen Vater am Ende des Bahnsteigs angelaufen kommen. Er war da! Mein Herz schlug wie verrückt! Aus Freude und wohl auch aus Angst. Dieser Mann war mir so fremd. Gleichzeitig sehnte ich mich so sehr nach diesem Vater.

Er kam auf mich zugelaufen und nahm mich ganz fest in den Arm. Er weinte. «O meio filho«, sagte er – »Oh, mein Sohn«. Es war total befremdlich. Eigentlich sollte ich überglücklich sein. Und das war ich auf der einen Seite auch. Auf der anderen Seite war mein Vater so lange nicht in meinem Leben gewesen. Er hatte sich nie so emotional um mich gekümmert, mich nie von sich aus eingeladen. Aber das war jetzt egal. Ich wollte mich freuen. Ich war bei meinem Vater! Die Aufregung überragte jetzt alles andere. Wir gingen zu seinem Auto. Ich werde nie vergessen, wie es war, diesen Wagen zu sehen: einen Mercedes SLK in Silber. Ich war so beeindruckt! Wie gesagt, meine Mutter hatte einen Wohnwagen und war generell sehr alternativ. Dieses Auto strahlte für mich als Jugendlicher so viel Reichtum, so viel Besonders-Sein aus. Es hätte auch ein Ferrari sein können. Das hätte für mich in diesem Moment keinen Unterschied gemacht. Ich war so stolz, dass mein Vater so ein tolles Auto fährt! Ein Sportwagen! Das war so viel cooler als ein klappriger Wohnwagen, bei dem man an jeder Ampel angestarrt wird, als sei man aussätzig. Heute würde ich jeden Sportwagen sofort gegen so einen Wohnwagen eintauschen. So verändert sich alles.

Ich saß neben meinem Vater im Auto und alles fühlte sich so unwirklich an. Ich schaute ihm dabei zu, wie er fuhr und sah auch immer wieder aus dem Fenster. Wenn wir an einer Ampel hielten, schaute ich ganz gespannt, ob die Leute in den anderen Autos uns bemerkten. Ich wollte, dass alle mich in diesem tollen Auto mit meinem Vater sahen.

Mein Vater wohnte mit seiner Frau in einem sehr schönen alten Bauernhaus, mit Teich im Garten, vielen Blumen und Katzen. Ich liebte es dort. Der Umgang mit der neuen Frau meines Vaters war freundlich. Sie gab sich viel Mühe, mir einen schönen Aufenthalt zu gestalten. Wir machten Ausflüge, grillten, machten Vater-Sohn-Sachen. Mein Vater zeigte mir, wie man an einem Computer Solitär spielt – ich hatte noch nie vorher einen Computer gesehen, geschweige denn an einem spielen können. Mein Vater war ein weit gereister Mann. Er war in Australien und südamerikanischen Ländern wie Brasilien und Argentinien gewesen. Er erzählte mir Geschichten, wie er mit dem Boot auf kleinen Flüssen in Australien Krokodilen begegnet war, zeigte mir Bilder, auf denen er in einem Heißluftballon über dem Outback Australiens flog. Ich schaute sehnsüchtig auf diese Bilder. Ich sah mich mit meinem Vater Abenteuer erleben, durch den Dschungel wandern und besondere Vögel und Papageien fangen. Indiana Jones und sein Sohn.

Mein Vater schenkte mir seine alte Spiegelreflexkamera. Ich war selig. Jetzt besaß ich etwas von meinem Vater. Ich wusste zwar nicht, wie das Ding funktionierte und mir das zu zeigen versäumte mein Vater. Aber ich fotografierte einfach los wie ein kleiner Verrückter. Mein Vater gab sich sehr viel Mühe mit mir. Schließlich war das auch für ihn das erste Mal nach vielen Jahren, dass eines seiner Kinder bei ihm war.

Ein Fauxpas mit Folgen

Eines Morgens musste mein Vater früh los zur Arbeit und wir wollten uns später in der Stadt treffen, um etwas gemeinsam zu unternehmen. Ich war wie erwähnt schwer pubertär, ein typischer Teenager, der nicht aus dem Bett kam, der rumtrödelte, Sommerferien hatte und sich treiben ließ. An diesem Tag konnte ich genau das ausgiebig tun. Ich war den ganzen Morgen und Mittag allein im Haus meines Vaters. Erst ging ich zu den Schallplatten und hörte mir die Beatles an, Jimi Hendrix und Pink Floyd. Dann entdeckte ich den Fernseher. Dieses Gerät strahlte eine gewaltige Anziehung auf mich aus! Ich wusste, ich sollte nicht schauen, aber ich war so neugierig. Ich durfte ja auch bei meiner Mutter nie fernsehen. Die Fernbedienung lag direkt auf dem Gerät. Ich hatte keine Ahnung, wie man diese Kiste anschaltet. Ich drückte einfach auf eine der Zahlen auf der Fernbedienung und der Fernseher sprang an. Es ging leicht. Sofort kam ein Bild. Du lachst jetzt vielleicht, aber für mich war das faszinierend! Ich hatte hier und da bei Freunden, die natürlich alle Fernseher und Videorekorder hatten, einen Film gesehen. Aber ich hatte noch nie einen Fernseher selbst angemacht. Es kam direkt ein Zeichentrickfilm: Tom und Jerry. Dann die Schlümpfe und die Glücksbärchis. Den ganzen Vormittag saß ich wie versteinert vor diesem Gerät und konnte mich nicht lösen. Diese ganzen Cartoons waren so toll. Ich vergaß Zeit und Raum, war wie gefesselt.

Plötzlich stand mein Vater im Zimmer. Er war irre wütend, hatte er doch die ganze Zeit in der Stadt auf mich gewartet. Er schrie laut und schmiss seinen Schlüssel mit all seiner Wut auf den Boden. Er war wirklich enttäuscht von mir. Mein Herz gefror zu Eis. Ich entschuldigte mich und sagte, dass ich die Zeit vergessen hätte. Ich hatte wahnsinnige Angst, dass er mich jetzt wegschickte. Wir gingen dann in die Stadt. Und den ganzen Nachmittag war mein Vater sehr wortkarg.

Die Wut meines Vaters hatte mich sehr erschreckt. Heute weiß ich wenigstens, woher ich meine habe. Ich bin eben meines Vaters

SCHULD

Sohn. Auch mein Vater hat sehr viel Temperament. Diese Entdeckung und der Wutanfall waren auch erst mal nichts wirklich Dramatisches. Doch diese Geschichte sollte für mich noch eine sehr tiefe und schmerzvolle Bedeutung bekommen.

Der Urlaub bei meinem Vater ging ohne weitere Vorkommnisse zu Ende. Ich war so selig und voller Vaterliebe. Zurück bei meiner Familie kam mir aber sofort wieder der Konflikt meiner Eltern dazwischen. Ich erzählte, wie toll alles gewesen sei und hob meinen Vater natürlich in meinen kindlichen Olymp – ganz zum Schmerz meiner Mutter. Auch wenn sie nie wollte, dass wir von ihrer Beziehung zu meinem Vater beeinträchtigt werden, war es natürlich trotzdem so. Und schon wieder hatte ich Schuldgefühle. Ich fühlte mich, als würde ich der ganzen Familie in den Rücken fallen, als wäre ich ein Verräter.

Der Wunsch, bei meinem Vater leben zu wollen wuchs immer stärker in mir. Ich hatte eigentlich keine Vorstellung, wie das laufen sollte, aber ich wollte einfach nach Deutschland. Ich wollte zu meinem Vater, zu dem schönen Haus, zu den Abenteuern, zu dem tollen Auto, zu all dem, was ich in diesen kurzen Urlaub als Leben mit meinem Vater hineininterpretierte und mir in meinem kindlichen Herzen so sehr wünschte. Ich hatte sehr große Angst, meiner Mutter diesen Wunsch zu erzählen. Ich wollte sie nicht verletzen. Das Gefühl, meine Mutter zu verraten, sie zu enttäuschen, sie am Ende zu verlieren, war schrecklich. Ich dachte nur noch, ich bin ein schlechter Sohn. Als ich mich endlich traute, weinte ich sehr. Ich hatte so unglaubliche Angst, dass sie mich nicht mehr lieben würde. Natürlich war dem nicht so. Meine Mutter stand mir nicht im Weg. Sie verbarg ihren Schmerz vor mir, um mich nicht in meiner Entscheidung zu beeinflussen. Ich war traurig, aber auch total aufgeregt: Ich würde zu meinem Vater ziehen! Was für ein Abenteuer, ein neues Leben!

Meine Mutter rief meinen Vater gleich am nächsten Tag an, als ich in der Schule war und schilderte ihm meinen Wunsch. Ich denke heute, dass es wahrscheinlich ein Schock für meinen Vater war, das zu hören, hatte er sich doch nie wirklich um uns gekümmert. Mit Kümmern meine ich keine Geschenke, sondern sich um ein Kind kümmern, es großziehen, es lehren, wie man ein guter Mensch wird, ihm Werte und Wissen mitgeben, es beschützen und unterstützen, es lieben und in allen Lebenslagen tragen. Plötzlich stand da ein Teenager, der zu seinem Vater will. Das Leben meines Vaters war ein Leben ohne Kinder. Jetzt sollte plötzlich eines bei ihm wohnen. Ich denke, auch für die Frau meines Vaters war das eine schöne Überraschung.

In meiner inneren Welt war ich schon in Deutschland. Ich malte mir aus, wie ich mit dem Fahrrad in die Schule fahre, wie wir zusammen Urlaub in Australien machen. Als ich an diesem Nachmittag nach Hause kam und meinen Vater anrufen wollte, um ihm zu erzählen, dass ich zu ihm komme, sagte meine Mutter, sie habe schon mit ihm gesprochen. Natürlich hatte sie das getan, weil sie seine Antwort geahnt hatte. Sie dachte sicher, dass es besser wäre, die Wahrheit von ihr zu hören als aus seinem Mund. Sie wollte mir die Nachricht schonend beibringen und mich vor einer noch schlimmeren Enttäuschung bewahren. Sie erklärte mir dann, ich könne nicht zu meinem Vater ziehen. Er hätte keine Zeit und es wäre wegen der Schule nicht gut und so weiter. Ich wurde so wütend. Ich glaubte meiner Mutter nicht. Ich richtete meinen ganzen Hass auf sie. Ich tobte, sie würde lügen, sie wolle nicht, dass ich gehe. Sie hätte dafür gesorgt, dass er mich nicht will! Ich rastete völlig aus. Ich wollte es einfach nicht glauben. Ich gab meiner Mutter die ganze Schuld. So viel Zorn und Wut brach aus mir heraus und ergoss sich auf den Menschen, der mich immer beschützt und geliebt hatte.

Leider fügen wir zu oft den Menschen, die uns wirklich lieben große Schmerzen zu, ohne dass wir das wollen, besonders als Kinder und Teenager. Ich konnte nicht glauben, dass mein Vater Nein gesagt hatte. In meinen Träumen, in meinen Fantasien von Vater und Sohn hatte ich mir gar nicht vorstellen können, dass mein Vater gar nicht wollte, dass ich zu ihm komme. In meinem Kopf hatte es diese Option nicht gegeben. Wir hatten uns doch so gut verstanden! Der Urlaub war doch so schön gewesen. Ich war so unendlich verzweifelt. Ich konnte nur noch weinen. Ich schrie meine Mutter an, wollte wissen, was er gesagt habe, ich wollte wissen, warum ich nicht zu ihm kommen könne. Meine Mutter teilte mir daraufhin mit, dass mein Vater tatsächlich ausgeflippt war, als sie ihm die frohe Botschaft überbracht hatte. Er hatte Panik bekommen, gesagt, er könne mich nicht bei sich haben. Das ginge nicht. Ich sei total faul und würde immer nur Fernsehen schauen. Als meine Mutter mir diese Worte sagte, brach mein Herz. Es zersprang in so viele Teile, dass ich bis heute nach all den kleinen Splittern suche, um es wieder zusammenzusetzen.

Ich hatte meiner Mutter nie von dem Vorfall mit dem Fernseher erzählt. Als sie das sagte, wusste ich, das konnte nur von meinem Vater kommen. Ich war wie gelähmt, wie unter Schock, hatte ich doch immer gedacht, es wären die Umstände und die schwierige Beziehung meiner Eltern gewesen, die dafür sorgten, dass mein Vater nicht bei uns war. All die Jahre hatte ich mir doch immer selbst gesagt, dass es nur an dem Streit meiner Eltern gelegen hatte. Doch nun wusste ich es besser: Ich war das Problem! Ich, der faule Mensch, der alles kaputtgemacht hatte, der die Chance, zu seinem Vater zu ziehen, verdorben hatte. Ich, die faule Sau, hatte alles zerstört! Ich war so schlecht, dass noch nicht mal mein Vater mich wollte. Und dass er mich nicht wollte, war jetzt ein für alle Mal klar.

Am Abend telefonierte ich noch mal mit meinem Vater. Er war natürlich nicht so ehrlich zu mir wie zu meiner Mutter. Er erzählte mir irgendeine Ausrede und sagte, ich solle erst mal meine Schule machen und wenn ich dann 18 sei, könne ich sehr gerne zu ihm kommen. Ich hörte ihn nicht mehr wirklich. Alles war wie hinter einer Wand. Dennoch sagte ich, ich verstünde das alles. Ich war ein liebes Kind und verbarg meinen Schmerz. Ich sagte nicht, wie zerstört ich mich fühlte. Ich hätte es auch gar nicht sagen können.

Danach machte ich komplett zu. Ich verschloss meine Seele. Jetzt war es mir endgültig klar: Man kann sich auf niemanden verlassen! Die eine ist krank, kann einfach so sterben und einen allein zurücklassen, der andere will einen nicht, will mich nicht haben, denn ich bin faul. »Ich bin faul und deshalb nicht liebenswert« – Da war er, der größte und schwerwiegendste Glaubenssatz meines Lebens. Der Nagel, der für so viele kommende Jahre in meinem Fleisch stecken sollte. Dieser Glaubenssatz förderte die Angst, nicht gut genug zu sein zutage, die Angst zu versagen, alles falsch zu machen, kein guter Sohn, Mann und Mensch zu sein.

Ich trage das Schuldgefühl und die Angst in mein Leben

Viele Jahre habe ich dann die Liebe meines Vaters bei anderen Menschen, in Erfolg und Bestätigung gesucht. Doch die Liebe meines Vaters, seine Anerkennung, war durch nichts zu ersetzen, was ich im Außen fand. **Erst als ich das begriff, erst als ich verstand, dass nur Liebe den Mangel an Liebe füllen kann und dass es nicht an anderen Menschen ist, dies zu tun, sondern dass ich es bin, der diese Aufgabe in den Händen hält, konnte sich etwas in mir verändern.** Plötzlich wurde mir klar: Es liegt an mir, diesen Kreislauf aus Angst und Schuldgefühlen für immer zu beenden und zu heilen. Und das kann nur ich tun – für mich und für meinen Vater. Nicht einmal mein Vater kann diese Aufgaben erfüllen. Denn das, wonach ich mich sehne, der Vater, den ich mir erträumt habe, den gibt es schlicht nicht! Mein Vater ist nicht dieser Mensch. Er ist der Mensch, der er ist, mit all dem, was er selbst erlebt und was ihn geprägt und geformt hat. Meine Angst ist seine Angst, meine Schuldgefühle sind seine, haben doch all diese Gefühle ihren Ursprung in unserem gemeinsamen Leben. Ich bin ein Teil meines Vaters und sein Leben ist damit ein Teil meines Lebens. **Es gibt den Menschen, den ich mir als Vater erträumt hatte, nicht. Und so kann alles immer nur eine Enttäuschung sein. Selbst die Bemühungen**

**meines Vaters, mir Zuneigung oder Anerkennung zu zei-
gen, konnten nicht bei mir ankommen. Denn sie entspra-
chen nicht meiner Vorstellung, nicht meinen Wünschen,
nicht meiner Sehnsucht.** Niemand konnte diese Sehnsucht
wirklich erfüllen und niemand wird dieser Verantwortung jemals
gerecht werden. Nur ich selbst kann das tun. Nur ich kann die Ur-
sprünge meiner Schuldgefühle aufdecken, diese in mir mit Akzeptanz lösen und mir selbst genau diese Zuneigung und Anerkennung
geben, die ich immer gebraucht habe. Ich selbst kann mir dieser
Mann, dieser Vater, dieser Mensch sein! Es ist an mir, die Stimme
meiner Angst anzuhören und aus den Glaubenssätzen »Ich bin
nicht gut genug«, »Ich bin ein schlechter Sohn« oder »Ich bin faul«
neue starke Wahrheiten zu formen. Wer definiert meinen Wert?
Nur ich tue das, nur ich allein. **Ich bin es, der mir die Schuld
von den Schultern nehmen muss, der entscheiden muss,
diese Bürde abzulegen, um mich zu ermächtigen, mein
eigenes Leben, meine eigenen Entscheidungen und Gefühle zu leben und nicht länger die Last, die Schuld und
das Leid anderer zu tragen.**

Selbstliebe lernen

Nur wir selbst können uns diese Erfüllung schenken und uns unseren eigenen Sehnsüchten, Bedürfnissen und Wunden öffnen. Sodass
all das, was wir geworden sind, was uns belastet, was an Leid und
Trauer in uns lebt, an die Oberfläche kommen kann, damit wir es
sehen, fühlen und verstehen. Warum ist das wichtig? Weil wir nur
auf diese Weise begreifen können, was wir brauchen. Nur so können
wir unseren Bedürfnissen einen Namen geben. Und erst dann können wir uns mit Tatendrang und Fürsorge um die Erfüllung, Stärkung und Heilung unseres Selbst kümmern. Menschen können uns
helfen, den Weg der Heilung zu gehen. Sie können uns motivieren,
uns wichtige Impulse geben, uns mit ihrer Zuneigung und Liebe unterstützen. Doch heilen können wir nur selbst. Denn auch die größte

Liebe wird an einem leeren und kalten Herzen abprallen. Ein zweifelndes Herz ist offen für Angst!

An dem Tag, an dem ich begriffen habe, dass mein Vater niemals der Mensch sein wird, den meine Bedürfnisse als Illusion erschaffen haben, konnte ich beginnen, den Menschen in ihm zu sehen, der er tatsächlich ist.

Wer ist dieser Mensch, den ich meinen Vater nenne? Diese Frage konnte ich mir zum ersten Mal offen stellen. Wo kommt er her? Was hat er erlebt? Wie ist er aufgewachsen? Was bringt er mit? Mein Vater ist genau wie jeder andere Mensch auch das Produkt seiner Kindheit, seiner Erfahrungen seines Lebens. **Erst wenn wir andere genau so annehmen, wie sie sind, können wir sie verstehen. Das ist wichtig, damit wir uns lösen können. Denn solange wir hoffen, uns wünschen, dass der Mensch, den wir im anderen sehen, sich noch zeigt, sind wir blind und taub für die Welt, die uns tatsächlich umgibt und verlieren uns in unserem Mangel.** Dieser ehrliche, erwachte Blick mag Schmerz und Enttäuschung mit sich bringen. Doch erst wenn wir unser Herz von der Illusion lösen, können wir anfangen, klarzusehen. Und Klarheit ist der erste und wichtigste Schritt in die Selbstbestimmung.

Natürlich habe ich mir immer einen fürsorglichen Vater gewünscht. Und habe davon geträumt, dass mein Vater stolz ist auf mich, dass er mir beibringt, wie man Fahrrad fährt, dass er mich tröstet, dass er mich hält und mir zeigt, wie man dieses Leben meistert, wie man Verantwortung übernimmt und was es bedeutet, ein guter Mann und Mensch zu sein. Ja, all das habe ich mir gewünscht. All das wäre wundervoll gewesen. Doch ist das nicht die Geschichte meines Lebens. Daran kann ich jetzt für den Rest meines Lebens verzweifeln, mich an die Vorwürfe klammern und der Illusion eines Kindes hinterherjagen, bis zum Ende meiner Tage. Ich kann aus getrübtem Herzen die Schuld meines Leidens in meinem Vater suchen, kann der Ungerechtigkeit des Lebens anklagend entgegentreten und mit erbostem Herzen Wiedergutmachung fordern.

Ich kann hassen und mich rächen. Oder ich kann aufhören, das alles zu tun. Denn das, was ich mir erträumt habe, ist eben nicht meine Realität gewesen. Und durch meine Ablehnung ändere ich an der Vergangenheit rein gar nichts. Ich beschwere nur meine Gegenwart und meine Zukunft. **Solange ich diese Illusion einer glücklichen Vergangenheit und die Wut über die fehlende Liebe aufrechterhalte, sie durch die Frage der Schuld an mich binde, mich durch meinen Hass für immer an das Leid meiner Täter hafte, können meine Träume auch niemals Teil meiner heutigen Realität werden.** Erst wenn wir aufhören, die alten Lieder zu singen, erst wenn wir aufhören, die alten Tränen zu weinen, können wir uns für neue Erfahrungen öffnen. Nichts von dem, was ich mir in meiner Kindheit wünschte, ist unmöglich. Nichts von dem, wonach sich mein Herz verzehrte, ist unmöglich zu leben und zu erschaffen. Was hatte ich mir denn eigentlich genau gewünscht? Was gebraucht? Fürsorge, Zuneigung, Anerkennung, Vertrauen, Verständnis, Respekt, Trost und bedingungslose Liebe. Diese Gefühle sind die Basis, der Kern meines gesamten Verlangens, der Grundstein meines Mangels. Und wenn ich sie hier geschrieben vor mir sehe, sind sie viel weniger weit weg, als wenn ich sie verbissen, verbittert und verzweifelt in Menschen suche, die all das gar nicht erfüllen können, so, wie ich es brauche. Einfach weil sie selbst auch nur bedürftige Kinder sind, die selbst im Mangel ihres eigenen Lebens gefangen sind.

Ich weiß, auf seine Art und Weise hat mein Vater immer wieder gezeigt und versucht zu zeigen, dass er mich liebt, dass er stolz ist auf mich und dass es ihm leidtut, wie dieses Leben und unsere Beziehung als Vater und Sohn gelaufen sind. Ich weiß es, denn es gab kurze Augenblicke der Wahrheit und Offenheit zwischen uns, kurze Momente der Verbindung, in denen mein Vater mich in seine Gefühlswelt und seine Geschichte gelassen hat. **Erst wenn wir lernen, die Welt aus den Augen der anderen zu sehen, erst wenn wir lernen, die Sprache der anderen zu sprechen, können wir selbst verstanden werden.**

Frei werden durch Vergebung

Es gilt nicht nur auf die Eltern bezogen, es gilt für alle Menschen, die uns nah sind: Solange wir noch hoffen, dass andere so werden, wie wir es uns wünschen, können wir nicht damit beginnen, zu sehen, wer sie wirklich sind. Menschen ändern sich nicht für andere. Sie ändern sich immer nur für sich selbst. Andere Menschen können ein Impuls für Veränderung sein, doch niemals der Grund. Auch wenn ich mir gewünscht hatte, dass mein Vater eines Tages plötzlich ein anderer wird, all das erfüllt, was in meinem Herzen als Mangel war, bleibt er trotzdem der Mensch, der er ist. Je schneller ich das erkenne, anerkenne und akzeptiere, desto eher kann ich ihm mit der Liebe begegnen, die ich mir selbst gewünscht hätte und damit mich selbst heilen. **Es ist wichtig, dass wir verstehen, dass wir uns entschließen können, Menschen zu lieben, egal, was sie getan haben, egal, wie sehr sie uns enttäuscht haben. Wir können Menschen lieben, obwohl wir Grenzen ziehen und uns distanzieren sollten oder sogar vor ihrem Einfluss schützen müssen.** Lieben ist dabei nur eine von vielen emotionalen Möglichkeiten, die wir selbst entscheiden können zu leben. Ich kann entscheiden zu verzeihen. Ich kann entscheiden, mich zu erheben. Ich kann entscheiden, glücklich zu sein, frei zu sein, selbstbestimmt zu sein – egal, wie oder wer ich vorher war und was ich erlebt habe. Doch was muss passieren, damit wir uns von all dem Alten lösen können? Und ich sage bewusst »muss«, denn es heißt ja immer so schön »Müssen tun wir nur sterben«. Doch es gibt auch das Gesetz von Ursache und Wirkung – und in diesem Prinzip muss ich etwas tun, damit etwas anderes entstehen kann. Niemand zwingt mich, es zu tun. Doch wenn ich das Eine will, wird es nicht ohne das Andere gehen. Will ich Veränderung, dann muss ich etwas tun. Was könnte das hier sein?

Es ist Vergebung. Vergebung ist mit Abstand die wichtigste, selbstbestimmteste Haltung und Erfahrung, die wir in unserem Leben machen können. Vergebung ist der Schlüssel zu Auflösung von Schuld und Leid. In Vergebung finden wir Freiheit, Erkenntnis und

Frieden, ermöglicht sie uns doch die nötige Distanz, um mit klaren Augen auf die Vergangenheit zu sehen und so eine neue, neutrale und konstruktive, heilende Haltung einzunehmen. Vergebung gibt uns die nötige Ruhe, um in der Stille ein offenes Ohr für unsere wahren Gefühle und Sehnsüchte zu haben. Ohne dass die Prägung der vergangenen Erfahrungen einen permanenten Einfluss auf unsere Wahrnehmung hat.

Vergebung ist deshalb eine Form der Selbstermächtigung, weil wir die Arbeit der Vergebung nicht machen, damit unsere Täter durch unsere Vergebung Frieden bezüglich ihrer Taten finden, sondern damit wir selbst frei und in Frieden leben können. Wir ermächtigen uns selbst, Frieden und Heilung in unser Leben zu bringen. Durch den Akt der Vergebung ermöglichen wir uns selbst zu heilen, ermöglichen uns, frei zu werden von unseren Tätern. Denn solange wir hassen, leiden, verfluchen, uns nach Gerechtigkeit und Vergeltung sehnen, solange wir die Schuld und die Schuldigen suchen, haben all unsere Täter immer noch eine große Macht über uns. Sie bestimmen unser ganzes Leben. Sie vergiften uns immer noch, Sekunde für Sekunde, kontrollieren unsere Gedanken und bestimmen so all unsere Handlungen. Nicht wir selbst entscheiden dann, wie wir denken, fühlen und handeln wollen, sondern unsere alten Emotionen und Gefühle tun das. Und diese sind an die Taten unserer Täter gebunden. Es sind unsere Erinnerungen, die emotionalen Erfahrungen, die unser Handeln in der Gegenwart beeinflussen, solange wir sie durch unsere Gewohnheiten lebendig halten.

Vergebung ist der radikalste Vorgang der Befreiung und Heilung. Denn wenn ich nichts mehr will, nicht mehr nach Vergeltung strebe, nicht mehr hasse und keine Wiedergutmachung mehr einfordere, kann ich meine Kraft, die Energie meines Lebens in die Richtung leiten, in der sie für mich heilsam und Frieden bringend ist.

Vergebung üben

Viele Menschen tun sich schwer mit dem Gedanken der Vergebung und seiner aktiven Umsetzung. Sie glauben, dass wenn sie vergeben würden, alles Geschehene einfach vergessen wäre, alles einfach weg wäre und die Täter frei wären. Sie haben Angst, wenn sie vergeben, dass sie vergessen könnten, was ihnen geschehen ist und sie Gefahr laufen, dasselbe oder Ähnliches wieder erleben zu müssen. Hier hält die Angst die Erfahrung präsent, vermeintlich zum eigenen Schutz. **Getrieben durch den Selbstschutz halten wir aber nicht nur unsere Erfahrungen, sondern auch den Schmerz und das Leid lebendig. Wir glauben, wenn wir das alles vergessen würden, wären wir nicht mehr der Mensch, der wir geworden sind, dass etwas fehlen würde.** Das geschieht, weil wir uns daran gewöhnt haben, uns, unsere Persönlichkeit mit der Erfahrung, dem Schmerz und dem Leid zu identifizieren. Unsere Persönlichkeit mit dem Erlebten zu verbinden. Wir behaupten »Ich bin halt so. Ich bin der Mensch, der ich bin, das gehört zu mir«. Nein, gehört es nicht. Mit diesen Aussagen machen wir unsere Vergangenheit zu einem aktiven, permanenten Teil unserer Gegenwart und unserer Wahrnehmung. Wenn wir uns mit dem Leid identifizieren, machen wir alles, was mit der Erfahrung im Zusammenhang steht, für immer zu einem Teil von uns und damit zu uns selbst. **Doch wir sind nicht das, was wir erleben! Wir sind nicht unser Leiden, nicht die Taten unserer Täter und nicht das, was eine Krankheit oder ein Unfall aus uns gemacht haben.** Wir müssen nicht die Lieblosigkeit der Eltern zu einem Teil unserer Persönlichkeit machen, nicht die Lügen des Partners zu unserer permanenten Wahrheit oder die Ablehnung unserer Kindheit zu einem unserer Charakterzüge. Wir können all das loslassen, denn **Vergeben ist nicht Vergessen.**

Wenn wir vergeben, haben wir noch lange nicht vergessen, was wir erlebt haben. Wir haben nur entschlossen, dass es nie wieder Macht über uns hat, der Schmerz nicht mehr das Sagen hat und dass wir uns bewusst von allem Alten lösen. Denn es ist alt und darf auch Vergangenheit bleiben. Du bist nichts von dem, was andere dir angetan haben oder was dir im Leben mit Last, Trauer, Schmerz und Enttäuschung begegnet ist. Das sind lediglich Erfahrungen und nicht der Kern deines Wesens. Wenn wir durch Vergebung beginnen, uns von dieser Identifikation zu lösen, schaffen wir zum ersten Mal in unserem Leben so viel Raum um uns, dass wir überhaupt erst entdecken können, was wir wirklich unter all dem sind, was wir für so viele Jahre mit uns herumgeschleppt haben. Dann können wir uns selbst finden und leben und lieben lernen.

Das Wichtigste, was ich im Laufe meines Lebens lernen durfte, war zu verzeihen. Als Erstes mir selbst, dann all den Menschen, denen ich so lange die Schuld für so viel Leid und Enttäuschungen in meinem Leben gegeben habe und an die ich mich durch die Anhaftung an das Leid gebunden habe. Der erste und wichtigste Akt der Vergebung beginnt immer bei uns, denn die meiste Schuld geben wir uns selbst, für alles, was geschehen ist. So viel Wut, Angst, so viel Enttäuschung und Ablehnung hegen wir nur gegen uns selbst. »Ich bin faul und deshalb nicht liebenswert.« – Ich bin mir selbst aufgrund dieses Glaubenssatzes mit so viel Ablehnung und Hass begegnet. Ich habe mir selbst so viel Wut entgegengebracht, Wut, die eigentlich nicht mir gelten sollte. Wir machen uns selbst für so viele Geschehnisse und Erfahrungen verantwortlich, nehmen die Schuld auf uns, suchen die Fehler in unserer Person. Sei es das Kind in uns, das sich bis heute fragt, warum die Eltern es nicht liebten, was es nur immer falsch gemacht hat, oder sei es der Hass auf uns, wie wir es zulassen konnten, dass andere Menschen uns Leid antun. Wir verurteilen uns, weil wir nicht gehandelt oder uns gewehrt haben, fragen uns, warum wir nicht klüger waren oder warum wir nicht bemerkt haben, was andere Menschen mit uns tun. Wir verurteilen uns, weil wir zu viel essen oder zu wenig, kritisieren uns, weil wir nicht so schön und klug und erfolgreich wie andere sind. Wir richten diesen Hass auf uns, auf unseren Körper und auf unsere gesamte Wahrnehmung und Empfindung.

Daraus wächst so viel Angst. Angst vor weiterer Ablehnung und Ausgrenzung, vor Einsamkeit und Verzweiflung. In unserem

Selbsthass, den Selbstzweifeln und der eigenen Ablehnung liegt die Grundlage des Opferseins. Solange wir uns selbst die Schuld geben, solange wir uns verurteilen, ablehnen und hassen bleiben wir Opfer, bleiben wir die Getretenen, die Abgelehnten und Verstoßenen. Wir bleiben das, was andere Menschen uns durch ihr eigenes Leid, ihre eigenen Zweifel und Schmerzen angetan haben.

Auch die Erfahrungen, für die es keine konkreten Personen als Täter gibt, wie der frühe Verlust eines geliebten Menschen oder eine Krankheit, die unser Leben schwer beeinflusst hat, gilt es, nicht als Strafe zu sehen und uns darin als Opfer des Lebens zu definieren. Es geht darum, in den Frieden damit zu gehen, uns von der Anhaftung an das Opfersein zu lösen. Solange wir glauben, ein Opfer zu sein, sind wir nicht frei, uns selbst über die Last der Vergangenheit zu erheben. Und solange können wir nicht beginnen, frei von all den alten Prägungen neu zu leben.

Ich habe meinem Vater von Herzen verziehen, nicht nur das, ich bin ihm dankbar für die Lehren, bin ihm dankbar, dass ich durch ihn lernen konnte, was für ein Mensch ich selbst sein möchte, dass ich unabhängig und frei werden konnte.

Danke, Papa, für das Leben, das du mir geschenkt und die Lehren, die du mir gegeben hast.

Und jetzt kommst du!

Wenn du jetzt einmal kurz innehältst und nur mal an die Beziehung zu deinen Eltern denkst, egal, wie sie gerade ist, ob gut oder schlecht, ob sie noch leben oder schon tot sind: Du wirst mit Sicherheit das eine oder andere finden, was mit dem Gefühl der Schuld belegt ist. »Ich hätte mehr für sie da sein sollen«, »Ich bin manchmal genervt, wenn meine Mutter anruft«, »Ich fühle mich schuldig, weil ich nie den Erwartungen meiner Familie entsprochen habe«, »Ich darf nicht schlecht über meine Familie sprechen« ... Das sind nur mal ein paar Beispiele. Ganz sicher gibt es noch mehr Gedanken und Prägungen der Schuld. Genau wie bei unserem Partner. Wie oft versuchen wir, es dem Partner recht zu machen, weil wir seinen Bedürfnissen entsprechen wollen? Wie oft fühlen wir uns insgeheim schuldig, weil wir Dinge eigentlich nicht wollen, sie aber trotzdem tun? Dem anderen Schuldgefühle zu machen, ist wiederum das Werkzeug von Narzissten und anderen manipulativen Menschen.

Womit kann man dir sofort ein schlechtes Gewissen machen?

Beginne bei dir selbst und finde heraus, wie viel Schuld du dir für das Leben gibst, für das Geschehene. Finde diese Schuld und erlaube dir, dir selbst zu verzeihen.

Doch wie verzeiht man genau? Was bedeutet Vergebung und welche verschiedenen Arten von Vergebung gibt es? Denn ja, es gibt unterschiedliche Formen der Vergebung.

Die »klassische Vergebung« ist die Art des Verzeihens, in der ich mir selbst, anderen oder dem Leben selbst für Leid, das ich erfahren habe, vergebe. In dieser Vergebung erhebe ich mich über das Leid oder den Täter und mache mich damit größer. Ich erkenne im anderen das eigene Leid und erlaube mir selbst, das zu verzeihen. Damit lösen wir uns von diesem Leid, betrachten aber das Geschehene immer noch als etwas Leidvolles, etwas Negatives. Zwar hat es keine Bedeutung mehr für uns, dennoch ist die Perspektive auf das Geschehene mit Mangel belegt.

In der zweiten Form der Vergebung geht es um einen ganz anderen Ansatz. Hier sprechen wir von der »radikalen Vergebung«. In dieser Philosophie entfernen wir uns als Mensch von dem klassischen Denken von gut und böse, von positiv und negativ. In dieser Sichtweise betrachten wir alles, was das Leben bringt, wirklich jede Erfahrung, egal, wie sie sich angefühlt hat, wie schlimm sie war oder wie enttäuschend sich Menschen uns gegenüber verhalten haben, mit dem Bewusstsein, dass alles, was wir erleben, immer nur eine Möglichkeit ist, daraus zu lernen, zu wachsen und zu reifen. Egal, was geschieht, es ist zu unserem Besten. Im Prinzip der radikalen Vergebung gibt es das Opfersein nicht mehr, sondern nur Chancen und die Möglichkeit zu heilen. In dieser Arbeit lernen wir, Dankbarkeit zu empfinden für die Aufgaben und Chancen, die uns das Leben und andere Menschen bescheren. Dankbarkeit für alles, was wir lernen können. So gibt es nur noch Wachstum und Reife.

In der Aufarbeitung meiner Schuldgefühle und Ängste aus meiner Vaterbeziehung bin ich in eine Haltung gegangen, in der, egal, was jemals gewesen ist und wie viel Leid entstanden ist, ich nur Dankbarkeit betrachte. Ich habe mir die Frage gestellt, wofür kann ich meinem Vater dankbar sein? Mit Stift und Papier setzte ich mich hin und konzentrierte mich konsequent nur auf diesen Aspekt, egal, welche aufwühlenden Emotionen in mir rebellierten. Die stärkste Dankbarkeit kam für das Leben selbst. Ich verdanke meinem Vater, die Chance zu leben. Das ist das größte Geschenk dieser Welt. Denn im Leben steckt einfach alles. Also schrieb ich auf: »Danke für die Chance auf ein Leben.« Was noch? »Danke für den Reichtum und die Chance, die portugiesische Kultur erleben zu dürfen und in diesem Leben mit der Frage der Herkunft abschließen zu dürfen.« Ich fokussierte weiter die Dankbarkeit. Und immer weitere Dinge kamen in mein Bewusstsein. Ich schrieb: »Danke für die finanzielle Unterstützung, danke für die kurzen Momente der Ehrlichkeit in unserer Beziehung, danke für den schönen Sommer in deinem Zuhause, danke für die Liebe zu Parfüms, die ich von dir habe, danke für deine Gastlichkeit und deinen Humor, den ich definitiv von dir erben durfte. Danke für deinen Sinn für Mode und schöne Dinge.«

All das waren die ersten Dinge, die mir einfielen und ich schrieb sie alle untereinander auf. Es waren nicht viele, aber auch nicht nichts. Nun betrachtete ich mir die Seite des Mangels. Ich schrieb alles auf, was mir einfiel an Enttäuschung und Schmerz und die Liste wurde um einiges länger. Ich ließ meinen Vorwürfen und Schuldzuweisungen freien Lauf, um einfach alles aus mir herauszuholen, was es an Mangel und Leidempfinden in mir gab. Die Liste wurde immer länger. Als ich fertig war, betrachtete ich sie und musste feststellen, dass sie mindestens fünfmal so lang war wie die der Dankbarkeit. Wie sollte ich bitte im Sinne der radikalen Vergebung die Dankbarkeit in den Vordergrund stellen, wenn der Mangel so viel größer und präsenter war? Genau da beginnt die Arbeit der radikalen Vergebung. Den Mangel, den wir in uns finden in Dankbarkeit zu wandeln. Also, was habe ich getan? Ich habe mir jedes einzelne Thema angesehen, das ich im Mangel aufgeschrieben habe und es mir ganz genau betrachtet. Die Fragestellung war Folgende: **Was kann ich aus diesem Umstand oder dieser Erfahrung lernen? Wozu hat es mich animiert oder gezwungen?** Mit dieser Frage im Herzen bin ich alles noch einmal durchgegangen und habe Schritt für Schritt jedes dieser – für mich als Mangel und Leid empfundenen und definierten – Themen, in etwas Lehrreiches, etwas Positives gewandelt und so die Dankbarkeit für diese Erfahrung in den Vordergrund gestellt. Allein diese kleine Übung hat meine innere Haltung zu meinem Vater radikal geändert. Hier ein Beispiel der Umwandlung. Nehmen wir den Glaubenssatz, den ich als am präsentesten gefunden hatte: «Ich bin faul.» Was konnte ich Positives zu diesem Thema finden? Was hat es mir gebracht? Was konnte ich daraus lernen? Als Erstes hat mich dieser Glaubenssatz dazu gebracht, unglaublich viel aus meinem Leben zu machen. Er war mir ein ständiger Antrieb, um mich selbst zu verwirklichen und damit habe ich sehr viel erleben und erfahren können. Ich habe durch diesen Mangel an Selbstwert alles ausprobiert, was ich nur finden konnte und damit lernen können, dass ich sehr viele tolle Talente und Begabungen habe und diese auch alle leben kann.

Ich habe in der Aufarbeitung des Glaubenssatzes »Ich bin faul« erkennen können, dass ich ein sehr fleißiger Mensch bin. Denn ich arbeite eigentlich jeden Tag und das meistens in drei bis vier Berufen gleichzeitig. Ich bin sehr fleißig, aber ich bin es auf meine Weise und nicht so, wie andere es mir vorschreiben. Mit dieser Erkenntnis konnte ich sehr viel Selbstvertrauen und Selbstachtung lernen. Denn, egal, was ich mir jemals vorgenommen habe, ich habe es gemacht und auch erfüllt. Daraus habe ich gelernt, alles ist möglich! Ich kann alles erreichen, was ich denken und glauben kann! Wieder eine wichtige Lektion. So habe ich das immer weitergemacht. Bis zum Schluss dieser so stark belastende Glaubenssatz

»Ich bin faul« ein Geschenk für mich war, konnte ich doch so viel aus ihm lernen.

Dieses Vorgehen habe ich dann mit der ganzen Liste wiederholt. Es war eine intensive und auch langwierige Arbeit, denn nicht bei allen Themen kamen die Lernmöglichkeiten, die Chancen auf Wachstum so leicht und klar wie bei anderen. Alles braucht seine Zeit und das eigene Tempo, Bereitschaft und Akzeptanz.

Um dieses Thema der radikalen Vergebung umfassend zu beschreiben und zu erklären, wie man in diese Form der Vergebung kommt, müsste ich ein weiteres Buch schreiben. Aber ich möchte dich hier nicht einfach ohne die Möglichkeit zurücklassen, mehr über diesen lebensverändernden Umgang mit Vergebung zu erfahren. Es gibt ein wundervolles Buch zu diesem Thema, das aus meiner Sicht alles perfekt erklärt und mir selbst unglaublich geholfen hat, diesen Weg noch besser zu verstehen: »Ich vergebe« von Colin C. Tipping. Dieses Buch beschreibt auf eine einfache und klare Weise das Prinzip der Vergebung. Ich kann es dir nur empfehlen.

Gehe los und erlebe diesen Unterschied selbst. Es verändert ganz sicher dein ganzes Leben, meines hat es verändert. Gib dir selbst die Chance, dir und allem, was mit Leid und Vorwürfen behaftet ist in deinem Leben, zu verzeihen. In dieser Arbeit liegt so viel Frieden und Heilung, denn wenn wir einmal damit beginnen, radikale Vergebung in unser Leben zu lassen, überträgt sie sich auf jede einzelne Lebenslage und Empfindung in unserem Leben und beginnt das, was wir Realität nennen, eben auch radikal zu verändern. Erlebe es selbst!

Ursache und Wirkung, das Gesetz der Resonanz sagt, die Aufmerksamkeit geht dahin, wohin unsere Energie fließt. Also überlege dir genau, welchen Gedanken, welchen Gefühlen und Menschen du deine Energie geben möchtest und was das für dich bewirken soll.

Du bist nur so lange Opfer, solange du glaubst, es zu sein. Nur solange du mit dieser Überzeugung verbunden und deine Rolle im Leben entsprechend eingerichtet hast. Wenn du dir erlaubst, dir zu vergeben und nicht länger Schuld und Sühne in deinem Leben

suchst, kannst du beginnen, dir selbst die notwendige Liebe zuflie-
ßen zu lassen, die in deinem Leben gefehlt hat. Liebe, um zu verzeihen. Liebe, um zu heilen und loszulassen. Liebe, um dich selbst zu
trösten. Denn, der Schmerz, den wir in uns tragen, kann erst gehen,
wenn wir ihn bewusst erleben und loslassen.

TODESANGST

DIE GRÖSSTE PRÜFUNG

Warum fürchten wir das Ende so sehr?

Der Tod ist für den Menschen das schlimmste denkbare Szenario. Auch wenn es im Leben bei genauerer Überlegung ganz sicher viel dramatischere Ereignisse gibt, fürchten wir alle den Tod am meisten. Wahrscheinlich, weil er das Ende unseres Verstandes und unseres Egos bedeutet. Das Ende dessen, was wir fähig sind zu denken. Das Ende des uns Bekannten. Nichts ist angsteinflößender als das, was wir nicht wissen können, das völlig Unbekannte.

Es ist aus meiner Sicht ein großes gesellschaftliches Problem, dass wir den Tod – aus dieser irrsinnigen Todesangst heraus – in jeglicher Form verdrängen. Wir tun gerade so, als gäbe es den Tod nicht. Ja, wir leben förmlich in der Illusion, nicht zu sterben. Für Menschen, die den Tod einmal hautnah erlebt haben, ist das nicht mehr möglich. Menschen, die einen nahestehenden Menschen fast oder tatsächlich verloren haben oder selbst beinah gestorben wären, wissen, was es bedeutet, dem Tod ins Gesicht zu schauen. Sie kennen seine Macht. Sie können seine Existenz nicht mehr leugnen.

Als 2020 die Coronapandemie ihren Lauf nahm, standen wir alle vor einer völlig neuen Situation der Ungewissheit und Enge. Überfluss und Freiheit gehörten bis dahin für uns Nordeuropäer so sehr zur Normalität, dass wir vergessen hatten, dass es ein absolutes Privileg ist, so frei und unbekümmert leben zu können. Corona hat uns alle eines Besseren belehrt. Egal, wie jeder Einzelne diese Zeit des Coronaausbruchs erlebt hat: Sie hat mit uns allen etwas gemacht. Egal, ob jemand ein besonders vorsichtiger Mensch ist oder eher nicht, ob sie oder er für die Maßnahmen war oder dagegen, ob jemand die Impfung für wichtig hielt oder sie ablehnte, egal, ob er oder sie gegen Coronamaßnahmen demonstrierte oder nicht, eines hatten wir alle gemeinsam: Angst. In den letzten Jahren gab es eine solche Zunahme an Angst, dass sie eine immense Größe und Bedeutung bekam. Angst ist heute allgegenwärtig in unserer Gesellschaft. Und wir können seit Corona sehr deutlich erleben, was es bedeutet, wenn Menschen in Angst handeln. Angst spaltet. Angst radikalisiert. Angst verschließt die Herzen der Menschen. Angst macht uns blind, taub und stumm.

Die volle Breitseite Verunsicherung

Als es mit Corona losging, war ich, wie viele andere, erst mal überfordert. Ich war hin- und hergerissen zwischen absolutem Unverständnis für den Umgang mit diesem Virus von Seiten der Politik,
der medialen Angstmache und der eigenen Sorge vor der ungewis-
sen Zukunft. Diese Sorge konnte sich in mir auch deshalb so stark
ausbreiten, weil ich mich schon vor Beginn der Pandemie sehr unsicher gefühlt hatte. Das Jahr 2019 hatte mir sehr viel abverlangt. Ich
befand mich seit Monaten inmitten eines gewaltigen Orkans. Ein
Sturm, der alles in meinem Leben, was ich glaubte zu sein und zu
haben, weggerissen hatte. »Du bist so viel mehr als du denkst!« –
ein schöner Glückskeks-Spruch, der sich in Zeiten des Erfolges, der
vermeintlichen Sicherheit und Zufriedenheit wunderbar liest. Dass
ich sehr viel mehr bin als das, was ich mir materiell oder erfolgs-
technisch erschaffen habe, war mir zwar schon bewusst. Doch nur
in der Theorie. Und das half mir leider wenig, als mir urplötzlich
einfach alles um die Ohren flog, was ich mir über Jahre aufgebaut
hatte. Erst im Chaos, im Verlust und erlebten Mangel, in den Prüf-
stunden unseres Lebens bekommen die Worte »Du bist so viel mehr,
als du denkst!« wirklich Bedeutung. Dann haben wir die Chance, die
Substanz dieser Wahrheit kennenzulernen und zu erleben, was es
bedeutet, sich von dem zu lösen, was man glaubt zu sein. Dann erst
lernen wir, diesen Satz auch emotional zu begreifen.

Im Laufe der Jahre hatte ich immer wieder Krisen erlebt. Einige
habe ich dir schon erzählt. Es waren durchaus harte Prüfungen dabei. Aber noch nie folgten Hindernisse und Herausforderungen so
dicht aufeinander, wie ab dem Jahr 2019. Es war, als hätte jemand
einen Schalter umgelegt und alles, was ich je gefürchtet hatte, kam
maßgeschneidert auf mich zu. In einer Dichte und Heftigkeit, als
würde ich mit Mike Tyson im Ring stehen. Schon bei der ersten
Ohrfeige, die kam, dachte ich, es könnte nicht schlimmer kommen.
Oh, ich hatte keine Ahnung, wie viel ich noch einzustecken hatte!

Der erste Knock-out kam im Juni, als ich feststellen musste, dass
der Mensch, mit dem ich seit 15 Jahren zusammenlebte, der Mensch,

mit dem ich jahrelang durch dick und dünn gegangen war, den ich immer getragen hatte, mich verraten hatte. Lügen über Lügen kamen zum Vorschein. Und dann riss ein einziger Klick auf eine Datei auf meinem Computer meine gesamte Welt in Fetzen. Mit einem großen Knall war diese Beziehung einfach in die Luft geflogen und ein fremder Mensch stand da, wo noch vor Sekunden der Partner meines Lebens seinen Platz gehabt hatte. Dieser Verrat riss mir buchstäblich den Boden unter den Füßen weg.

Unsere Beziehung war schon seit Jahren nicht mehr glücklich gewesen. Das hatten wir schon festgestellt. Aber diese Wahrheit gab dem Ganzen noch ein ganz anderes Gesicht. Wir trennten uns. Ein gemeinsames Leben nach 15 Jahren zu beenden ist nie leicht und immer mit Verlust und Schmerz verbunden. Hinzu kam, dass ich für mich und meine Ex-Freundin eine Wohnung gekauft hatte und nach der Trennung allein mit den dazugehörigen Verpflichtungen dasaß. Dass ich mich mit der Immobilie übernehme, war auch eine große Angst gewesen, die sich nun bestätigte. Außerdem lag alles, was wir gemeinsam als Paar beruflich erschaffen hatten, in Trümmern. Von den vielen Jahren der Bemühungen, gemeinsam einen beruflichen Erfolg zu erschaffen, blieben nur Schutt und Asche.

Zu jeder Beziehung gehören immer zwei und es geht mir nicht um Schuldzuweisungen. Die spielen überhaupt keine Rolle. Jeder Mensch hat immer seine guten Gründe, warum er Dinge tut. Was mich hier so tief traf, war der Verrat, bestätigte er doch mein uraltes, schon so stark bearbeitetes Thema aufs Neue. Verraten und verlassen zu werden, anderen nicht vertrauen und sich nur auf sich selbst verlassen zu können – all das folgte den Erfahrungen meiner Kindheit und Jugend. Doch plötzlich, nach all meinen Reflexionen zu meinen Mustern und Programmen, dämmerte mir, dass ich auch an diesem Ereignis nicht unbeteiligt gewesen war. **Wir erleben genauso lange das, was wir als Prägung in uns tragen, bis wir in der Tiefe unseren eigenen Anteil an den Geschehnissen begreifen und aufarbeiten.** In der Beziehung zu meiner Ex-Freundin waren meine alten Muster ebenso aktiv gewesen wie in den Beziehungen zu meinen anderen Partnerinnen. Einzusehen, dass ich mich, ohne es zu merken, stringent so verhalten hatte, wie es meine Erfahrung mir vorgab, war für mich sehr ernüchternd und schmerzhaft. Es stellte schließlich meine Unabhängigkeit infrage und die Überzeugung, dass wir als reflektierte Menschen unser Verhalten selbstständig und bewusst steuern. Aber so unangenehm es war, so notwendig war es auch, zu begreifen, dass sich die alten Programme immer wieder einschleichen, wenn man nicht achtsam bleibt. Erst mit dieser Erkenntnis konnte ich bewusst die Auslöser meines Verhaltens und meine entsprechenden Emotionen betrachten – und beginnen, mein Verhalten zu ändern.

Doch die Aufarbeitung meiner Beziehungsmuster blieb nicht die einzige Herausforderung meines Jahres 2019. Egal, wie sehr ich versuchte, mein altes Leben zu erhalten, alles rann mir wie Sand durch die Finger. Es kamen keine Angebote mehr für Filme. Jedes Casting, das ich machte, blieb erfolglos. Jeder Künstler und Freiberufler weiß, dass Erfolg immer seine Phasen hat. Gute und weniger ertragreiche Zeiten wechseln sich ab wie die Jahreszeiten. Und es war auch nicht der erste berufliche Winter in meinem Leben. Aber noch nie war einer so unbarmherzig gewesen wie dieser. Auch andere Geschäftszweige froren ein. Es war, als würde alles nach und nach erstarren. Ich hatte keine Ahnung, wie ich wieder Leben und Bewegung in die Dinge bringen konnte. Zudem musste ich mich ausgerechnet in diesem Jahr einer großen Steuerprüfung stellen, was mich extrem beunruhigte. Nicht weil ich Dreck am Stecken hatte, sondern weil ich immer Angst hatte, bei der Steuer etwas falsch gemacht zu haben. Geldsorgen hatte ich durch die Jobsituation ohnehin schon. Ich bemühte mich verzweifelt um andere Arten von Aufträgen. Aber alle Ideen liefen ins Leere. Ich löste mich schließlich von allen Geschäftspartnern und ließ alles hinter mir. Was nicht mehr atmet, ja, was abstirbt, muss man loslassen. Das war die ganz klare Lehre dieser Zeit. Ich hatte so viele Jahre geackert, um etwas zu erschaffen, hatte mich an meine Erfolge und Leistungen geklammert, mich mit ihnen so sehr identifiziert, dass ich ohne diese Erfolge und die äußere

Bestätigung nicht mehr wusste, wer ich eigentlich war. **Erst wenn wir verlieren, was wir glauben zum Leben zu brauchen, wissen wir, was es wirklich zum Leben braucht.**

Als das Jahr 2019 zu Ende ging, war ich ziemlich am Ende. Noch nie waren mir so viele Angstthemen begegnet wie in diesem Jahr. Ich musste mich von Projekten und Träumen trennen und vieles loslassen, was ich einst geliebt hatte. Dennoch war ich am Ende dieses Jahres stolz auf mich, hatte ich mich doch ganz großen Ängsten gestellt und sie auch überwunden.

Ich hatte mich auf meine Fähigkeiten verlassen und war meiner inneren Stimme gefolgt. Die brachte mich zu der Entscheidung, meine Hypnose-Ausbildung abzuschließen und mein Programm »Freigeist« zu entwickeln. Ich war erschöpft, verletzt von der Trennung, aber voller Hoffnung, dass 2020 der belohnende Ausgleich werden würde. Als ich bereitstand, das Jahr voll Kraft und Neugier zu starten, kam mit Corona die nächste Frontalklatsche, ein Rundumschlag für uns alle. Plötzlich redeten alle von einer weltweiten Bedrohung. Weltuntergangszenarien wurden gezeichnet. Ich sah Angst in den Augen aller Menschen um mich herum. Unverständnis und Unglaube, wohin ich schaute. Ich dachte mir: »Ach! Es geht weiter mit den Prüfungen, verstehe, 2019 war nur die Probe.« Leider hatte ich es damit ziemlich genau erfasst.

Diese ersten Monate von Corona empfand ich als komplett unwirklich. Dieser Stillstand, dass Freunde plötzlich zu Fremden wurden, Menschen zu umarmen auf einmal gefährlich war, Berührung verboten, ja, Isolation angeordnet wurde – all das löste in mir das Gefühl einer großen Beklemmung aus. Was ist das nur? Was kommt da auf uns zu? Was wird aus dieser Welt? Viele Fragen standen im Raum, eine täglich wachsende Ungewissheit. Und wie wir bereits wissen, ist das Ungewisse der beste Nährboden für Angst.

Existenzängste machten sich in mir breit. Wie soll alles weitergehen? Was passiert mit der Filmindustrie und der Kulturbranche? Wie soll ich meine Rechnungen bezahlen? Fragen, die vielen in meinem Umfeld schlaflose Nächte bereiteten.

Ich hatte zu diesem Zeitpunkt ja bereits gelernt, offen mit Angst umzugehen, sie nicht zu ignorieren oder abzulehnen, sondern ganz bewusst auf das zu hören, was sie mir sagt. Nicht den destruktiven Angstgedanken zu folgen und Horrorszenarien heraufzubeschwören, sondern die Botschaft, die in der Angst verborgen lag, wahrzunehmen. Ich fragte mich: Was sagt mir die Angst konkret in diesem Augenblick? Die Antwort war klar: Ich fürchtete den Verlust meines Wohlstandes und meiner finanziellen Sicherheit. Der nächste Gedanke war: Wenn ich in der Zukunft kein Geld verdiene, werde ich alles verlieren. Ich prüfte diesen Gedanken. Ja, es gab eine mögliche Zukunft, in der ich kein Geld verdiente, eine Zukunft, in der ich vielleicht krank werden oder sogar bald sterben würde. Aber ich wusste auch, das war nur eine von ganz vielen Möglichkeiten! Was die Angst immer außer Acht lässt, ist unsere eigene Handlungsfähigkeit. **Denn egal, was die Zukunft bringt, egal, welche Hindernisse auftauchen, eins ist immer mit im Spiel: du, deine Fähigkeiten, dein Mut, deine Stärke und die Chance, aus allem etwas zu machen.** Denn egal, was geschieht, das Leben geht immer weiter. Darauf können wir lernen zu vertrauen.

Ich nahm die Situation mit Corona dann, wie ich es vor vielen Jahren gelernt hatte: Ich fügte mich ganz bewusst dem Wandel der Zeit. Denn umso schneller wir uns Situationen anpassen, uns von Altem lösen und flexibel auf das reagieren, was uns das Leben bringt, umso schneller können wir das Gegebene annehmen und etwas Positives daraus gewinnen. Ich habe es im Kapitel über die Ablehnung schon gesagt: Wie sehr wir bestimmte Situationen oder Herausforderungen auch negativ bewerten oder sogar negieren, davon verschwinden sie nicht.

Die Entschleunigung, die plötzlich herrschte, hatte auch sein Gutes. Man konnte viel Zeit in Ruhe und sehr bewusst verbringen. So etwas macht zwar nicht immer Spaß, aber ist im Leben notwendig. Die Pandemie hat viele Menschen gezwungen, ihr Leben und ihre Themen zu betrachten und das ist im Wandel der Zeit, in dem wir stehen, absolut wichtig. So, wie wir gelebt haben, können wir nicht weiterleben. Das wird der Welt, und besonders uns, den im Wohlstand des Westens lebenden Menschen, durch die Pandemie immer bewusster. Das Prinzip von Ursache und Wirkung lässt sich nicht aufhalten, nur weil es uns nicht gefällt, was kommt. Wer mit offenen Augen durch diese Welt geht, weiß, was geschieht und kann damit umgehen und nach Lösungen suchen. Derjenige, der die Augen verschließt und in der Schockstarre verharrt, ist dagegen handlungsunfähig und wird vom Sturm überrascht. Er wird sich panisch fragen, was nur auf einmal geschieht. Wir können uns diese Unachtsamkeit nicht mehr leisten, weder in der Welt noch in unserem persönlichen Leben. Achtsamkeit ist dabei eben gerade nicht ständige Sorge, sondern Offenheit, Sorgfalt, Empathie, Verständnis und Ehrlichkeit. Es ist ein klarer Blick auf das, was uns umgibt. Egal, was es ist.

Ein besonderes Geburtstagsgeschenk

Ich hatte genau zu Beginn von Corona eine neue Beziehung begonnen und wir nutzten die Zeit, um uns besser kennenzulernen. Das war tatsächlich eine sehr positive Entwicklung dieser Zeit. Im Mai 2021 beschlossen wir dann, nach langem Überlegen, meinen 43. Geburtstag mit ein paar Freunden auf Ibiza zu feiern. Nach diesen anstrengenden Monaten wollten wir gemeinsam etwas Leichtigkeit erleben, ein bisschen Strand, grillen, lachen, tanzen ... einfach leben. Wir hatten uns ein Haus für zehn Personen gemietet. Es war teuer, aber zusammen finanziell machbar.

Meine Freundin und ich kamen mit zwei Freunden aus Berlin zwei Tage früher an. Am Abend des ersten Tages begann ich, mich komisch zu fühlen. Ich schwitzte extrem und fühlte mich angeschlagen. Ich hatte an dem Tag etwas länger in der Sonne gesessen und einen Sonnenbrand bekommen. Ich schob das Schwitzen und die anderen Symptome auf die Sonne und legte mich hin. Nach einer schlaflosen Nacht mit Fieber und Schüttelfrost war mir am nächsten Morgen klar, dass etwas nicht stimmte. Also fuhren wir in die Stadt und machten einen Coronatest. Ich hatte, bevor wir geflogen sind, innerhalb einer Woche 2 PCR-Tests gemacht und beide waren negativ gewesen. Aber jetzt war mein Test positiv. Als das Ergebnis kam, saß ich auf der Terrasse und war in Decken eingehüllt. Ich wollte es nicht glauben. Ich dachte mir nur: Was für ein Geburtstagsgeschenk! Waren die letzten Jahre nicht heftig genug gewesen?

Ich rief alle meine Freunde an und sagte ihnen, dass sie nicht kommen sollen. Und so saßen wir zu viert in einem Haus für zehn in Quarantäne. Zuerst war ich trotzdem optimistisch: Ich bin ein zähes Kerlchen und eigentlich nicht oft krank und schon gar nicht lange. Selbst eine schwere Grippe war bei mir immer nach 5 Tagen überstanden. Ich gehörte weder zur Risikogruppe noch hatte ich irgendwelche Vorerkrankungen. Ganz im Gegenteil: Ich war zu diesem Zeitpunkt in einer richtig guten körperlichen Verfassung, machte täglich Ausdauertraining und ernährte mich sehr gesund. Ich möchte nicht wissen, wie die Krankheit verlaufen wäre, wenn ich nicht so fit gewesen wäre. Ich hatte also allen Grund zu der Hoffnung, dass ich in ein paar Tagen mit der Nummer durch war. Doch mein Fieber stieg und stieg. Ich hatte 7 Tage lang 39–40 Grad Fieber und Gliederschmerzen des Grauens. So etwas hatte ich noch nicht erlebt. Mein ganzer Körper war Schmerz. Ich konnte nicht liegen, nicht sitzen, nicht essen und kaum schlafen. Zu allem Überfluss hatten sich meine Freundin und einer meiner Freunde angesteckt und es ging den beiden ebenfalls von Tag zu Tag schlechter. Gott sei Dank hatte die Vierte von uns gerade erst Corona gehabt und war immun, so waren wir nicht komplett aufgeschmissen. (Danke dir, Emi, für deine große Hilfe.)

Doch es kam der Tag, an dem wir das Haus verlassen mussten. Wir hatten es schließlich nur für ein paar Tage gebucht. Was sollten wir jetzt tun? Die Hauptsaison hatte begonnen und das Haus war schon anderweitig vergeben für die kommenden Wochen. Der Vermieter bot uns eines seiner anderen Häuser an, das aber ähnlich groß war und für das wir 3000 Euro am Tag hätten zahlen müssen. Das war undenkbar. Die ganze Erkrankung kostete uns sowieso schon ein Vermögen. Wo sollten wir hin? Wer nimmt dich schon gerne auf, wenn du mit vier Leuten kommst und drei davon Corona haben und einer so schwer, dass er nicht laufen kann? Einen Tag bevor wir aus dem Haus mussten, hatten wir immer noch keine Bleibe. Mir ging es immer schlechter. Der Stress, nicht zu wissen, wo wir am nächsten Tag hinsollten, setzte mir massiv zu. Ein Quarantänehotel, in dem wir alle getrennt worden wären, niemand das Zimmer verlassen kann, man dir essen vor die Tür stellt und im Notfall kommt der Krankenwagen – das kam für mich nicht infrage. Die Vorstellung, in diesem Zustand ganz allein zu sein, war ein Horror für mich. Ich konnte inzwischen nicht mal mehr allein auf die Toilette gehen. Krankenhäuser waren indes schon viele Jahre eine meiner größten Angstauslöser. Nach ein paar schlimmen Erfahrungen als Kind hatte ich immer schon Panik vor dem Krankenhaus. In mir lebte der Glaubenssatz »Wenn du ins Krankenhaus kommst, wirst du sterben« und tatsächlich wäre er um ein Haar wahr geworden. Wieder war alles nah an einer sich selbst erfüllenden Prophezeiung.

Spät in der Nacht fanden wir dann tatsächlich noch ein anderes, kleineres Ferienhaus, in das wir einziehen konnten. Die Erleichterung war für alle unglaublich groß. Nur ein paar Stunden später hätten wir auf der Straße gestanden. In dieser Nacht habe ich das erste Mal seit einer Woche etwas schlafen können.

Am nächsten Tag stand der Umzug an. Die Koffer von vier Erwachsenen wurden in einem winzigen Fiat Punto verstaut und dann natürlich noch ihre Besitzer. Ich lag halb aufrecht auf der Rückbank, Taschen und Koffer um mich herum gequetscht. Ich spürte schon auf der Fahrt einen immer wiederkehrenden starken Druck auf der Brust, als würde mir jemand alle zehn Minuten ein schweres Gewicht auf den Brustkorb legen. Ich konnte nicht richtig atmen. Nackte Angst setzte sich auf meine Gedanken, auf meinen Körper. Denn mir war bewusst, was das bedeuten könnte. Zu Beginn der Erkrankung hatte ich mit einem spanischen Arzt telefoniert, der gesagt hatte: »Wenn Sie das Gefühl haben, Sie bekommen keine Luft mehr, gehen Sie direkt ins Krankenhaus! Warten Sie auf keinen Fall zu lange!« Ich schaute in das müde Gesicht meiner Freundin, die ebenfalls eingequetscht zwischen den Koffern neben mir hing, und wusste nicht, was ich tun sollte. Im Haus angekommen war mir schon so schwindlig, dass ich kaum einen Schritt gehen konnte. Zu dem Druck auf der Brust war ein ganz dumpfer und tiefer Schmerz gekommen, der sich beim Einatmen wie ein Krampf anfühlte. Als ich dann nur noch Luft bekam, wenn ich vorgebeugt saß, sagte ich meiner Freundin, sie solle den Krankenwagen holen. Ich habe ihren Blick, diese Angst und die Tränen in ihren Augen noch heute ganz deutlich vor mir. Jetzt würde es wirklich geschehen. Auch sie wusste, dass es meine größte Angst war, die jetzt hier im Zimmer stand und mich sehr brachial aufforderte, ihr zu folgen.

Ich hatte nun schon so viele Jahre mit meiner Angst und ihren Symptomen gearbeitet, trainiert, meinen Geist zu kontrollieren, meine Techniken gegen Panik und Angst optimiert, und es geschafft, mich von Angstgedanken sehr schnell zu lösen. Doch in diesem Moment, in dem mich die Sanitäter im Rollstuhl aus dem Haus zum Krankenwagen brachten, war davon scheinbar nichts mehr übrig. Ich war so entsetzlich schwach und die Angst übergroß. Während ich in den Wagen verfrachtet wurde, sprach ich meiner Freundin noch Zuversicht und Mut zu und sagte ihr, dass ich sicher in ein, zwei Tagen wieder rauskomme. Es sollten vier Wochen werden ...

Zu diesem Zeitpunkt war meine Lunge, wie ich wenig später erfuhr, schon zu 75 Prozent von einer schweren Lungenentzündung befallen und Teile des Gewebes waren kollabiert. Als die Tür des Rettungswagens sich schloss, brach ich in Tränen aus. Ich konnte nicht glauben, dass all das gerade geschah. Ein so altes Gefühl von tiefer Einsamkeit und absoluter Hilflosigkeit kam in mir hoch. Ich wusste, dass niemand mich würde besuchen können, niemand da sein würde, um mich zu unterstützen. Diese Herausforderung musste ich allein bewältigen. Ich hatte keine Wahl. Und ich spürte: Jetzt geht es um alles. Das hier war keine unbegründete Angst, obwohl gar keine echte Gefahr bestand, keine unnötige Panik vor dem Tod, wie ich sie schon so oft in der Vergangenheit gehabt hatte. Das, was ich gerade erlebte, war echt, ganz nah und eine Reaktion auf eine reale Bedrohung.

Eine Nacht, die mir alles abverlangte

Als ich in der Klinik ankam, hatte ich einen Blutsauerstoffwert von 68 Prozent, Tendenz fallend. Der Normalwert liegt bei 94 bis 97 Prozent. Wäre ich nicht beatmet worden in diesem Augenblick, wäre ich sehr bald bewusstlos gewesen.

Es war 0.45 Uhr, als ich dann mit Nadeln im Arm und Schläuchen in der Nase allein im Dunkeln auf der Corona-Intensivstation des Can-Misses-Krankenhauses auf Ibiza lag und nicht wusste, was mit mir geschehen würde. Und ob ich meine Familie, meine Freundin oder meine Freunde je wiedersehen würde. Das hier war mein jahrzehntealter, wahr gewordener Albtraum. Krankenhaus, Spritzen, Isolation von allen vertrauten Menschen: der absolute Horror! Seit meiner ersten Panikattacke vor 20 Jahren hatte ich bei jeder Urlaubsreise und bei jedem Dreh im Ausland immer diese Angst gehabt, mir könnte unterwegs etwas passieren. Ich könnte verunglücken oder krank werden und würde allein in einem fremden Land verrecken. Es war nie passiert, bis jetzt. Ich habe mich immer wieder dieser Angst gestellt. Ich bin gereist. Gerade wegen meiner Angst. Dennoch war ich nie frei von diesem Gedanken, diesem Unwohlsein.

Der Arzt, der mich behandelte, war sehr jung und sehr direkt. Er sagte mir, dass die Lunge sehr schwer befallen sei und er nicht wüsste, wie sie sich entwickelt. Ich bekam eine Atemmaske und 8 Liter Sauerstoff, das Maximum, was sie mir permanent geben konnten, ohne mich intubieren zu müssen. Ich verstand leider nicht alles, was er mir noch sagte. Mein Spanisch ist okay, aber nicht so gut, dass ich fachliche Unterhaltungen mit Ärzten führen kann und schon gar nicht in diesem Zustand. Was ich aber verstand war, dass Intubieren bedeutet, ich würde in ein künstliches Koma versetzt und erst wieder zurückgeholt werden, wenn die Lunge sich stabilisiert hat. Wie lange das dauert und ob man überhaupt wieder aufwacht, weiß keiner. Der Arzt fragte mich, wen er am nächsten Morgen anrufen solle, wenn sie mich ins Koma versetzen müssten. Ich verstand die Welt nicht mehr. Koma? Moment mal, wovon reden wir hier gerade? Ich hatte meiner Freundin doch versprochen, dass ich in zwei Tagen wieder draußen sei, und jetzt würde sie durch einen Anruf erfahren, dass ich im Koma liege? Mir wurde klar, dass das hier wirklich schiefgehen konnte. Dass ich meine Freundin dann nie wiedersehen würde, keinen meiner Familie. Ich würde mich von niemandem verabschieden können. Der Arzt sagte noch, ich stünde die Nacht hindurch unter Beobachtung und morgen früh würden wir weitersehen. Dann ging die Tür zu.

Ja, mit solchen Informationen im Kopf kann eine Nacht unendlich lang werden. Es war stockdunkel im Zimmer, bis auf die blinkenden Lichter der Maschinen, die mich überwachten. Der Sauerstoff, der mir in den Rachen blies, machte meinen Hals trocken wie eine Wüste. Im Arm spürte ich einen stechenden Schmerz von der Kanüle der Infusion. Ist das jetzt das Ende, fragte ich mich. Ist das mein Tod?

Noch nie hatte ich mein eigenes Leben so bewusst gespürt, mich selbst, das Leben in mir, so deutlich wahrgenommen. Es ging um diese eine Nacht. Meine Lunge würde sich fangen müssen. Die Medikamente müssten anschlagen, sonst würde ich morgen nicht mehr bei Bewusstsein sein. Und es gab ein konkretes Risiko, dass ich nicht mehr aus diesem Krankenhaus herauskommen würde. Das war keine Fantasie, keine Angstvorstellung, nichts Ausgedachtes: Ich wusste, wenn sich mein Zustand nicht schnell besserte, stände mir das Koma bevor.

Ich weiß nicht, wie ich diese Klarheit beschreiben soll, die ich dann fühlte. Noch nie war mir der Tod als das Unausweichliche so bewusst wie in diesem Moment. Ja, ich spürte seine Nähe. In so vielen Situationen meines Lebens hatte ich eine Präsenz des Todes wahrgenommen. Ganz besonders intensiv während der Krankheit meiner Mutter. Ich war dem Tod auch begegnet, als ich Angst gehabt hatte, dass das junge Mädchen in diesem besetzten Haus stirbt. Ich hatte den Tod gesehen, als mehrere meiner Freunde starben. Und ich hatte unzählige Male Angst gehabt, selbst zu sterben. Aber noch nie mit einem realen Grund. Nun war er da, dieser Grund. Und der Tod war so nah, dass ich mit ihm die gesamte Dunkelheit dieser Welt spüren konnte. Mir war eiskalt. Ich zitterte. Ich fühlte Panik, Verzweiflung, Leere. Und musste bitterlich weinen. Ich fühlte mich wie ein Kind, verlassen und allein. Die Schwärze des Zimmers bedrängte mich derart. Es war, als würden die Wände immer näherkommen. Und als würde dieser Virus als Dutzende lebendiger Wesen, langsam aus allen Ecken auf mich zugekrochen kommen. Es war der blanke Horror. Das Einzige, was ich noch denken und fühlen konnte, war: Hilfe! Bitte! Ich fühlte mich absolut verloren. Wo mich in anderen Angstmomenten noch die Routine meiner Übungen und meine Erfahrung, dass es immer vorbeigegangen war, beruhigen konnte, war in diesem Moment nichts mehr da, was ich zu tun oder zu denken vermochte, um Ruhe und Trost zu finden. Ich wusste sonst immer, ich würde einen Weg finden, egal, was kommt. Doch was sollte es hier für einen Weg geben? Was sollte ich hier tun? Nichts. Ich konnte nichts tun, nichts bewirken, nichts kontrollieren. Ich wusste, ich würde nichts gegen diese Energie ausrichten können. Ich war machtlos. Mein Ego tobte, es schrie und wehrte sich mit Leibeskräften. Es befahl mir zu kämpfen. Doch es gab nichts mehr, was ich hätte erkämpfen können. Da war nichts mehr zu gewinnen und nichts mehr zu besiegen. **Wenn wir alles, was wir glauben, tun zu können und alles, was wir glauben zu sein, loslassen müssen, kommt die ultimative Prüfung unseres Vertrauens.** Hier betreten wir den Bereich von Geist und Seele. Das Einzige, was uns jetzt bleibt, ist die absolute Hingabe an den Glauben. Ja, Glauben – das Einzige, was wir haben, wenn nichts mehr da ist. Keine Wissenschaft, keine Medizin, keine Technik und kein Wissen können das ersetzen, was Glaube zu bewirken vermag. Im Glauben begegnen wir den Grenzen unseres Verstandes. Denn der Verstand kann die Kraft von Glauben und Spiritualität nicht erfassen. Der Verstand kann Unendlichkeit nicht denken. Die Kraft des Glaubens erleben wir nur in unseren Emotionen, im tiefen Fühlen. Im emotionalen Wissen.

Mir kam ein Gebet meiner Kindheit in den Sinn, eine Zeile, die mich oft begleitet und mir immer viel Kraft und Vertrauen geschenkt hatte: »Herr, du bist mein Hirte, dein ist das Licht, das meine Schritte erhellt und mich durch das Dunkel führt. Herr, du bist meine Sonne, das Licht in meinem Leben und das Licht, das die Dunkelheit vertreibt.« Ich begann, diese Verse leise aufzusagen, wieder und wieder. Minute für Minute, Stunde um Stunde. »Licht vertreibt die Dunkelheit.« Diese Dunkelheit tobte inzwischen förmlich um mich herum. Sie lähmte meinen Körper, setzte sich auf meine Brust, dick und fett und wollte mich erdrücken. Doch egal, was kam, egal, wie sehr ich die Angst am ganzen Körper spürte, wie sehr mich die Kälte schüttelte, wie stark auch das Gefühl des Erstickens war, ich blieb unbeirrbar bei meinem Satz: »Licht vertreibt die Dunkelheit.« Mit all dem Leben, das ich in mir spürte, hielt ich diese Fahne der Hoffnung hoch und ich wusste, ich würde sie nicht senken, niemals! Irgendwann schrie ich innerlich. Ich schrie in die Dunkelheit: »Nein! Du bekommst mich nicht! Du hast keine Macht über mich! Niemals! Das Licht vertreibt die Dunkelheit!« Und da war es. Tatsächlich. Ich spürte dieses Licht. Ein winzig kleiner Funken, in meinem tiefsten Inneren. Und umso länger ich meine ganze Konzentration auf diesen Funken richtete, wurde langsam, aber sicher ein helles Licht daraus, das immer stärker wurde. Ein Licht, das ich immer klarer vor meinem inneren Auge sehen konnte. Eine Wärme, die sich langsam, Zentimeter für Zentimeter, meinen Körper zurückholte. Ich merkte, wie sich die Kälte von meinem Kopf abwärts immer weiter nach unten zurückzog. Ich spürte meine Arme wieder. Ich schaffte es, meine beiden Hände auf mein Herz zu legen. Und da war sie, so deutlich und stark: die Wärme, die uns als Menschen zur Verfügung steht, wenn wir uns entschließen, sie in unser Leben zu lassen. Als ich das Licht in mein Herz brachte, konnte es sich ausbreiten. Wie eine Sonne, die immer weiter anwuchs. Ich merkte, wie sich der Duck auf meiner Lunge etwas legte. Ich hatte immer noch große Schwierigkeiten einzuatmen. Aber der Druck war weniger geworden. Er ging so weit zurück, dass ich mich auf einmal komplett leicht und entspannt fühlte.

Eine Frage zeichnete sich in meinem Geist ab: »Was möchtest du?« Und die Antwort war eindeutig: »Leben.« Ich wollte leben, mit jeder Faser meines Körpers. Doch warum eigentlich? Um was zu tun? Um noch mehr zu arbeiten, um noch mehr Geld zu verdienen? Um noch mehr Spaß zu haben? Um noch mehr zu sehen oder zu haben? Um noch mehr zu lieben oder geliebt zu werden? Wie viel ist eigentlich genug? Ich hatte doch schon so unendlich viel erlebt in meinem Leben. Unzählige Bilder und Erinnerungen wurden in mir lebendig. Momente der Freude, der Erfüllung, aber auch all meine Hürden und Schwierigkeiten, die ich gehabt hatte, die Trauer, meine Abgründe, all meine Fehler und ihre Lehren, all meine Liebsten und all die Menschen, zu denen ich ungerecht oder gemein gewesen war. Ich überlegte, ob es Menschen gab, auf die ich wütend war. Ob es offene Themen oder Streit gab. Wen ich um Verzeihung bitten muss. Wem ich verzeihen möchte. Eine wunderbare Erkenntnis festigte sich: Ich habe gelebt, mich entwickelt und das Beste aus allem gemacht, was ich hatte und was ich erleben durfte. Ich habe nie aufgegeben. Ich bereue nichts. Und ich bin mit jedem und allem im Reinen. Ich konnte wirklich niemanden finden, demgegenüber ich noch Wut oder Groll, geschweige denn Hass fühlte. Niemanden, dem ich noch etwas vorzuwerfen hatte. Ganz im Gegenteil: Ich verspürte eine tiefe Dankbarkeit für alles, was war. Es war okay, so wie es war, wirklich okay. Ein paar Dinge hätte ich vielleicht noch gerne erlebt. Aber sie nicht mehr zu erleben, konnte die Fülle meines Lebens nicht mindern. Ich war bereit zu gehen. Ich fühlte in mir diese Ruhe und ich übergab alles dieser Stille und diesem Nichts um mich herum. Ich spürte: In diesem Nichts war alles, einfach alles, was sein konnte. Ich hatte weder ein Gefühl von Raum und Zeit, noch fühlte ich meinen Körper. Ich kannte ähnliche Zustände nur aus tiefer Meditation oder Hypnose. Aber noch nie war ich so gelöst von meiner Wahrnehmung und Empfindung gewesen.

In den Meditationen von Joe Dispenza geht es viel um den Raum, um das gesamte Sein, in dem alles vorhanden ist, was es an Möglichkeiten gibt. Erst nach dem Erlebnis in dieser Nacht verstand ich wirklich, was es damit auf sich hat. Jede nur denkbare Entwicklung und jedes nur mögliche Geschehen ist bereits im Raum vorhanden und so auch in der Realität. In dem Zustand, in dem ich mich befand, war einfach alles leer, nicht behaftet oder bestimmt. Alles war wie neu, ganz rein. **Wenn nichts da ist, kann alles unvoreingenommen entstehen.** In diesem Zustand war es genauso möglich, dass meine Lunge heilte, als dass sie es nicht tat. Also bestimmte ich meine Realität. Ich wollte leben. Leben, um weiter zu wachsen, um zu teilen und zu geben. Ich wusste in diesem Augenblick, dass ich es schaffen würde. Und so war es. Am Morgen war meine Lunge stabil. Wenn auch noch lange nicht gesund. Aber ich war erst mal außer Lebensgefahr.

Heilung beginnt im Geist

Ich habe lange überlegt, wie ich dieses Erlebnis aufschreibe. Wenn man es nun so liest, hat es wahrscheinlich etwas Fantastisches, klingt vielleicht esoterisch oder zumindest spirituell. All das ist es auch.

Ich bin ein sehr offener Mensch und ja, ich bin durch und durch spirituell. Auch wenn ich ein Verfechter von Tatsachen bin und stets Klarheit suche. Ich habe erfahren, dass diese Dinge einander nicht ausschließen. Ich bin davon überzeugt, dass alles Ursache und Wirkung ist und alles im Universum dem Gesetz der Anziehung folgt. Ich glaube an die Kraft der Selbstheilung, an die unglaubliche, universelle Kraft der Seele und der allumfassenden Schöpfung. Doch ich glaube nicht an spirituelle Spontanheilung und göttliche Erleuchtung. Ich weiß, dass mein Körper heilen kann, wenn das Richtige getan wird – UND wenn mein Glaube es zulässt. Nicht der Glaube an Gott oder eine andere übersinnliche Kraft, sondern an die Heilung selbst. Ich hätte niemals die Ruhe gefunden, die ich gebraucht habe, damit mein Körper heilen kann, wenn ich weiter in der Panik und in der Angst vor dem Tod geblieben wäre. Angst ist purer Stress. Und der ist bekanntlich Gift für jeden Körper. Aber ganz besonders für einen Körper, der krank ist. Hätte ich mich nicht jahrelang mit meinen Themen beschäftigt, mich meinen Ängsten gestellt und gelernt, Angst zu erkennen und sie zu erleben, ohne zu verzweifeln, dann hätte ich diese Nacht nicht überstanden. Aber so hatte ich die Erfahrung gemacht, dass Angst wieder geht, genau wie sie gekommen ist. Und ich wusste inzwischen, dass ich, wenn ich der Angst und dem Leid keine Energie gebe, sondern dem, was mir Kraft gibt, alles überwinden kann. Früher wäre ich schon bei dem Gedanken an ein Krankenhaus oder an Spritzen in eine Panikattacke geraten. Und alles wäre nur noch schlimmer geworden. **Nun hatte ich es geschafft, genau in dieser für mich so furchteinflößenden Umgebung zu meiner tiefsten Ruhe, zu Vertrauen, zu wahrem Glauben zu finden. Dieses Erlebnis hat mir gezeigt, dass unser Geist die Basis unseres physischen Seins ist. Hier entscheiden wir jeden Tag, an was wir glauben und was wir zu unserer Realität machen.** Unsere Seele dagegen ist der Funke des allumfassenden Seins, der Funke Schöpfung in uns, der allem seinen wahren Sinn verleiht. Diese Erkenntnis war das eine Puzzleteil, das ich nie hatte finden können, egal, wie sehr ich es gesucht hatte. Aber mit diesem Teil war das Bild plötzlich vollständig und wunderschön.

Diese Nacht ist für mich das Außergewöhnlichste, was ich je erleben durfte. Sie hat allem, was ich je gelernt und trainiert habe, einen echten Sinn gegeben. Und deshalb schreibe ich es auch genau so, wie es für mich war.

Wer jetzt glaubt, der Arzt kam am Morgen in mein Zimmer und ich war geheilt, erleuchtet und schwebte über dem Bett wie ein Lichtwesen, hat sich ordentlich geschnitten. Das Einzige, was sich verändert hatte, war, dass meine Lunge stabil war. Und es war das, was jetzt Bedeutung hatte. Mein Blutsauerstoffwert war nicht weiter gefallen, er stieg sogar an. Ich war ganz und gar noch nicht geheilt. Und es sollte auch noch Wochen dauern, bis ich das Krankenhaus verlassen konnte und ein ganzes Jahr, bis ich sagen konnte: Ich bin wieder einigermaßen gesund. Ich musste noch viele Stunden damit verbringen, meine innere Haltung immer wieder neu auszurichten. Ich musste mich jeden Tag aufs Neue meiner Heilung zuwenden, um meinen Glauben an meine Genesung nicht durch wiederkehrende, negative Empfindungen oder Ungeduld zu verlieren. Es ging darum, nicht wieder in den Zweifel und die Angst zu kommen, wenn ich später, auch nach Monaten noch, immer wieder Rückfälle hatte, nicht laufen konnte und mich die Müdigkeit niederzwang.

Heilen ist Arbeit. Es ist tägliches Handeln. Wer bei emotionalen Hürden oder einer psychischen Erkrankung auf wundersame Geistheilung ohne jeglichen Schmerz hofft, wird enttäuscht werden. In diesem Wunsch steckt am Ende nur der Mangel an Bereitschaft, seinen Emotionen und Schatten der Vergangenheit zu begegnen, sie anzunehmen und in reines Licht, also pure Kraft zu verwandeln. Ohne Leid hat der Mensch selten eine Erkenntnis und erlangt kaum Wachstum. Ich habe es im Kapitel »Ablehnung« schon beschrieben: Leid ist das Ablehnen von bestimmten Situationen und Erfahrungen. Wenn wir aber verstehen, dass auch leidvolle Erfahrungen uns helfen, können wir sie annehmen und geschehen lassen. Erst dann können wir das Leid als Botschaft unserer tiefen Sehnsucht nach Heilung und Frieden begreifen. Denn wenn der Mensch leidet, stößt er irgendwann an eine Grenze. Irgendwann will und kann er nicht mehr weiter leiden. Dann ist er bereit zu wachsen und loszulassen. All das gehen zu lassen, was ihn im Mangel gehalten hat, was ihm dabei aber auch so viel Sicherheit gab. Denn die Mangelerfahrung ist uns als Menschen so vertraut, dass wir sie unbewusst festhalten, weil wir glauben, sie sei normal und eben die Realität. Sie gibt uns das Gefühl von Zugehörigkeit und eine perfide Form von Halt, einfach nur, weil wir sie so gut kennen.

Heute weiß ich, dass es auch maßgeblich die Krankheit meiner Mutter war, die mir zu diesem Bewusstsein verholfen hat. Auch dieses Puzzleteil ist unentbehrlich. Damals als Kind war es schwer, ja, traumatisch für mich. Und dennoch war diese Erfahrung wertvoll, hat mich dieses Erleben und auch der Umgang meiner Mutter mit ihrer Krankheit unglaublich viel gelehrt. **Meine Mutter hat mir mit ihrem Beispiel gezeigt, dass man mit der richtigen Bereitschaft und einem festen Glauben tatsächlich Berge versetzten kann – und wie sehr es dabei um Bewusstsein und Selbstfürsorge geht.** Ich habe selbst erleben können, dass Heilung möglich ist, wenn man Körper und Geist ganzheitlich betrachtet. Heilung kommt nicht von allein, nicht als übersinnliches Wunder. Ganzheitliche Heilung ist Hingabe, Arbeit und Bereitschaft. Die Bereitschaft, sein ganzes Leben zu ändern, wenn es nötig ist. Sich den dunkelsten Gefühlen und Traumata zu stellen, sich geduldig mit den eigenen Leiden zu beschäftigen, liebevoll mit sich selbst umzugehen. Meine Mutter hat nichts davon gescheut. Sie änderte ihr komplettes Leben. So hat sie beispielsweise auch ihre Ernährung radikal umgestellt. Es gibt unglaubliche Heilmöglichkeiten allein schon durch die richtige Ernährung. Meine Mutter reiste auch zu Heilerinnen auf der ganzen Welt und suchte nach alternativen Wegen – und das, obwohl ich aus einer Ärzte-Familie stamme und die meisten meiner Verwandten nur die Schulmedizin ernst nehmen. Meine Mutter arbeitete so sehr an sich, wie sie nur konnte. Sie hat diese Krankheit als das genommen, was sie war: ein Zeichen ihres tiefen seelischen Leidens, eine Auswirkung ihres gebrochenen Herzens. Etwas wucherte in ihr, etwas, das schon seit Jahrzehnten wirkte und nun aus ihr herausbrach.

Meine Mutter hat den Krebs besiegt, zweimal.

Obwohl kein Arzt es für möglich gehalten hatte. Das allein hat mir so viel Vertrauen in die Chancen der Heilung geschenkt, die mich während meiner Erkrankung rettete und mir in meinem gesamten Leben und in meiner Arbeit als Coach und Trainer zugutekommt. Meine Mutter hat bewiesen, dass man mit geistiger Stärke und seelischer Reife jedes Leid dieser Welt überwinden kann. Heute noch schafft sie mit einem derart fragilen und eingeschränkten Körper Dinge, die viele Menschen nicht schaffen, die physisch gesund sind. Meine Mutter hat mich mit ihrem Glauben und ihrer Kraft sehr beeindruckt.

Danke, Angst!

Wenn ich heute diese Zeilen schreibe, während zwei Flugstunden von hier Russland die Ukraine bombardiert, während ich nicht weiß, ob wir in einen Krieg hineingezogen werden, was mit meiner Zukunft wird, ob unser Essen reichen wird, ob ich es mir leisten kann, im nächsten Winter zu heizen, ob diese Pandemie, die unsere Welt immer noch im Griff hält, je enden wird und ob ich mich wieder gänzlich von meiner schweren Coronaerkrankung erholen werde, und das Ganze mit einer tiefen Ruhe und Gelassenheit sehen und wahrnehmen kann, dann weiß ich, dass die Angst mir das Leben gerettet hat. Und das nicht nur einmal. **Jeder Tag, an dem ich in der Angst mein Inneres entdecken konnte, war es wert. Der lange und steinige Weg, raus aus meinem Mangel, raus aus meiner alten, so gewohnten Erfahrung des Leidens, hat sich gelohnt.** Denn nichts macht den Menschen größer als das Überwinden seiner eigenen Grenzen und seines eigenen Leids. Sehr lange war die Angst mein erbitterter Feind, die Dunkelheit, ein Schandfleck in meinem Leben, für den ich mich zutiefst verachtet und geschämt habe. Schön, dass wir heute so gute Freunde sind. Ich verdanke ihr Unglaubliches.

Hätte ich nicht vor 20 Jahren, bei meiner ersten Panikattacke und in den vielen darauffolgenden angstvollen Situationen, meine Angst so einschneidend erlebt, hätte ich niemals mit all den Drogen, dem Rauchen, dem Trinken und dem Betäuben meiner Sinne aufgehört. Ich wäre, wie leider viele Menschen, die ich kannte, sicher daran zugrunde gegangen. Ohne das Leiden in meinem Leben, hätte ich niemals meine alten Wunden betrachtet, wäre niemals ein bewusster Mensch geworden. Ich hätte den Schmerz weiter tief in meiner Seele vergraben, bis ich daran eingegangen wäre. Ich könnte heute nicht hier sitzen und diese Zeilen schreiben. Das ist ganz sicher. Denn viel zu oft habe ich mit meinem radikalen Verhalten mein Leben aufs Spiel gesetzt.

Ich bin heute sogar über die Abstürze dankbar. Und ich bin dankbar für meine Kindheit, die in gleichem Maße von Abenteuer und Freude geprägt war wie von Ablehnung, Krankheit und Tod. Ich bin dankbar für meine Mutter, eine sehr erfahrene Heilerin und Coachin, die mich schon im frühen Kindesalter mit wertvollem Wissen über Heilung in Kontakt brachte und mir so viel Weisheit und Verständnis mitgegeben hat. Ich bin sehr stolz, dass ich heute, nach so vielen Jahren der Gegenwehr, nun endlich Frieden mit diesem Wissen und der dazugehörenden Berufung schließen kann, eine so große Freude daran entwickelt habe und nun dieses Buch schreibe. Angst war ein Teil von all dem. Sie brachte mich weiter.

Angst ist Erfahrung – ob es unsere eigene ist oder die anderer, die an uns weitergegeben wird, in Form von gesellschaftlichen Normen und Regeln, Erziehung und Werten oder dem, was Eltern uns unbewusst vorleben. Und Angst ist in erster Linie Fühlen – und das ist eben auch die wichtigste Fähigkeit, die der Mensch braucht, um emotional zu heilen und geistig zu wachsen.

Ich bin ein Mensch, der schon seit seiner frühesten Kindheit sehr emotional und empathisch ist. Selbst in den Zeiten meines Lebens, in denen ich versucht habe, mein Herz zu verschließen, waren meine Gefühle doch in meinem Inneren, unter der Oberfläche, sehr präsent. **Wer Angst hat, ist ein sensibler Mensch. Ein Mensch, der eine große emotionale Aufnahme- und Empfindungsfähigkeit besitzt. Wer viel fühlt, fühlt eben auch Angst. Das Problem ist nur, dass wir das Fühlen verteufeln, dass wir lieber nicht mit unseren Emotionen in Verbindung stehen und sie offen ansehen wollen.** Doch genau diese Gefühle sind das Einzige, was uns heilen kann. Es ist unsere größte Chance, aus diesem Leben etwas ganz Besonderes zu machen. Wir können endlich einen Schlussstrich unter die ewige Wiederholung des Leidens ziehen, wenn wir Gefühle annehmen und diese als das begreifen, was sie eigentlich sind: unsere größte und einzigartigste Gabe als Menschen. Nur wir haben die Fähigkeit, die Welt auf unsere Weise und so intensiv zu spüren, andere Menschen zu fühlen, sie zu berühren und von ihnen berührt zu werden. Wer nicht fühlt, kann auch nicht die unendliche Energie des Seins wahrnehmen und entzieht sich damit dem Zauber des Lebens selbst. Ohne dieses Fühlen werden wir Roboter, die funktionieren, die optimierbar sind, die Leistung bringen. Zu unserem Fühlen gehört Angst und zu unserem Leben gehört der Tod. Der Tod wird immer noch so oft verschwiegen und als das Schlimmste angesehen, was geschehen kann. Dabei ist es doch das Einzige im Leben, von dem zu 100 Prozent sicher ist, dass es passiert. Wir werden alle sterben. Jeder, den wir kennen, jeder, den wir lieben, wird sterben. Und das ist somit nicht schlimm, sondern normal. Wenn wir uns mit dem Tod so auseinandersetzen würden, wie es die Menschen früherer Generationen tun mussten, hätten wir heute noch einen natürlichen Umgang mit dem Tod. **Bevor der Mensch sich technisch und medizinisch in vielerlei Hinsicht über den Tod erhoben hat, war er etwas Alltägliches, etwas Normales und Notwendiges.** Ich finde es sehr bedenklich, dass wir uns so sehr vom Thema Sterben entfernt haben, dass wir, wenn es dann auf uns zukommt, immense Schwierigkeiten haben, damit umzugehen. Die Angst, dass uns oder Menschen, die wir lieben etwas passiert, ist bei vielen als quälende Präsenz spürbar. Sie führt zu einem verstärkten Bedürfnis nach Kontrolle. Denn hier fehlt Vertrauen. **Wenn wir eine natürlichere Haltung zum Ende der Dinge aufbauen, ist der Tod nicht mehr so furchteinflößend.** Natürlich bleibt ein Verlust eine schmerzhafte Erfahrung. Doch hilft das Wissen, dass der Tod zum Leben gehört, nein, sogar entscheidend wichtig ist für unser Leben, den Schmerz und die Erfahrung zu verarbeiten. In diesem Zusammenhang passt auch wieder mein Leitsatz, der mir schon bei meiner allerersten Panikattacke half: »Alles in diesem Universum hat ein Ende. Alles, ausnahmslos.« Wenn es den Tod nicht gäbe, wäre das Leben ohne Bedeutung. Erst durch die Endlichkeit erlangen unser Leben und unsere Erlebnisse ihre

Einzigartigkeit. Weil wir wissen, wie begrenzt unserer Zeit ist, wird jede Sekunde kostbar.

Und jetzt kommst du!

Leg gerne einmal das Buch zur Seite und atme mal ganz tief ein und aus. Besinne dich auf diesen Augenblick und spüre, ja, zelebriere einfach mal, dass du hier bist und lebst. Was für ein großartiges Geschenk.

Wenn wir die Kostbarkeit des Lebens erkennen, sie bewusst leben, kommt ein ganz wichtiges Element in unser Leben: die Dankbarkeit. Dankbarkeit ist die reine Kraft der Fülle und kann in Bruchteilen von Sekunden einen Moment des Mangels in sein Gegenteil verwandeln. Sie ist für mich eine der mit Abstand wichtigsten Geisteshaltungen und Lebenseinstellungen. Durch die Lehren der Dankbarkeit konnte ich so viel in meinem Leben auf eine ganz neue Weise entdecken und empfinden.

Als ich anfing, mich mit dem Thema Dankbarkeit zu beschäftigen, konnte ich die wahre Bedeutung dieser Kraft noch nicht wirklich erfassen. Ich dachte mir »Ja, okay, dann bin ich halt dankbar, so schwer ist das ja nicht«. Doch erst, als ich die Dankbarkeit wirklich bewusst in mein tägliches Leben integrieren konnte, sodass sie zu einer Gewohnheit wurde, bemerkte ich an der plötzlichen gegenwärtigen Fülle, wie lebensverändernd und gleichzeitig simpel diese Haltung ist. Dankbarkeit ist das bewusste Erleben von Fülle, von geistigem und seelischem Reichtum. Dankbarkeit ist Freude, Demut und Bescheidenheit. Dankbarkeit ist das Ja zum Leben. Ein einfaches Danke hat die Kraft, einen Augenblick komplett zu verwandeln. In Dankbarkeit steckt Freundlichkeit, Offenheit und Bewusstsein. Nichts in dieser Welt ist selbstverständlich, nicht unser Wohlstand, nicht unsere Gesundheit, nicht der Frieden, in dem wir leben können, nicht das Essen auf dem Tisch oder das Wasser, das aus dem Wasserhahn kommt, wann immer wir es wollen. Mit Dankbarkeit beginnen wir, den Dingen des Lebens echte Wertschätzung entgegenzubringen. Das öffnet unsere Herzen auch für die Menschen und Lebewesen dieser Welt. **Ein Mensch, der in Dankbarkeit lebt, kann nicht im selben Augenblick im Mangel sein.** Es gibt in jeder Sekunde so unendlich viel, wofür wir dankbar sein können. Versuche es selbst! Beginne täglich deinen Tag mit einem Dankbarkeits-Ritual. Mache zum Beispiel fünf Dinge ganz bewusst, für die du dankbar bist und sprich dabei innerlich Worte der Dankbarkeit. Sage diese Worte aber nicht einfach so dahin, nein, fühle mal in dich hinein, ob du diese Dankbarkeit wirklich wahrnehmen kannst. »Danke, dass ich ein warmes Bett habe, in dem ich schlafen kann. Danke, dass ich ein Dach über dem Kopf habe. Danke, dass ich heute Morgen gesund aufstehen kann. Danke, dass ich Wasser habe, um zu duschen. Danke, dass ich Essen im Kühlschrank habe und keinen Hunger leiden muss ...« Ich garantiere dir, diese Sicht auf das Leben wird dein eigenes in einer sehr tiefen Weise verändern. Danke, dass du diesen Weg gehst, die Welt braucht mehr dankbare Menschen.

SCHLUSSWORT

Ich möchte dir gratulieren. Denn du hast dieses Buch zu Ende gelesen. Du bist drangeblieben.

Dranbleiben und geduldig mit Hoffnung und Optimismus Tag für Tag weitermachen und sich immer wieder aufs Neue aufrichten, um sich zu erinnern, wer man sein will und wie man leben möchte, ist das Wichtigste auf dem Weg der Heilung.

Egal, was du in deinem Leben ändern willst, es beginnt bei dir, in deinen Gedanken, deinen Worten und Taten. Diese Suche nach Heilung und Aufarbeitung umfasst aber auch alles andere in deinem Leben. Wie lebst du? Was prägt dich? Was oder wer macht dich abhängig oder unfrei? Was macht dir Angst? Wenn du all das findest, schaue hin, fühle hinein, hinter jeder Angst ist eine Geschichte, eine Emotion, die erlebt und betrachtet werden möchte, die gefühlt werden will. Bleibe mit all deiner Achtsamkeit und Fürsorge bei deinen Gefühlen und deinen Glaubenssätzen. Setze dich mit dir in Frieden und Verständnis auseinander. Beginne, liebevoll mit dir und deinem Leben umzugehen. Wähle jeden Tag aufs Neue deine Haltung zu dir, zu den Menschen und den Herausforderungen deines Lebens. Bewertungen, negative wie positive, kommen ausschließlich aus der Perspektive unserer eigenen Wahrnehmung. Wähle, welchen Standpunkt du einnehmen möchtest. Lerne dich kennen, entdecke dich selbst unter all den Lasten und Pflichten, hinter deiner Erziehung und Prägung. Je mehr du deine Anhaftung und Bindung an die Vergangenheit loslässt, desto mehr Raum kann entstehen. Raum heißt immer erst mal Leere. Doch in der Leere finden wir Platz für das Neue, das Wirkliche in uns. Fürchte dich nicht vor dieser Leere. Sie ist nur ein Zeichen dafür, dass wir Gewohntes loslassen. Manchmal ist dieser Prozess herausfordernd. Denn er stellt unseren Verstand und unser Bewusstsein auf die Probe und bringt uns dazu, die gewohnten Gefilde, die Komfortzone, zu verlassen. Das kann erst mal Angst machen. Doch es ist genau der richtige Weg.

Ich hoffe, ich konnte dich mit diesem Buch etwas ermutigen, deinen eigenen Weg mit Freude und Kraft einzuschlagen. Wenn du dich jetzt vielleicht gestärkt fühlst, doch nicht weißt, wie du es praktisch angehen sollst, wenn du dich vielleicht nicht traust oder dich fragst, ob du das wirklich schaffst, erlaube dir, deine Hand auszustrecken und zu sagen: »Ich brauche Hilfe.« Ich bin diesen Weg auch nicht allein gegangen. Ich hatte tolle Lehrer, Mentoren und Trainer, die mir den Weg gezeigt und mich unterstützt haben. Ich lade dich von Herzen ein, dich an mich zu wenden. Ich begleite dich gerne als Coach auf deinem Weg und lasse dich an all meinen Erfahrungen und meinem Wissen teilhaben. Ich reiche dir meine Hand, denn gemeinsam ist man weniger allein. Ich wünsche dir viel Freude, Mut und Bereitschaft.

Alles nur erdenklich Beste.

Dein Manuel Cortez

DANKE!

Ich danke Komplett-Media: Danke, dass Ihr seit dem ersten Moment unserer Zusammenarbeit an mich und dieses Buch geglaubt habt. Danke, Julia Becker, für das tolle Lektorat und die schöne gemeinsame Arbeit. Danke, Nikolai Hanf-Dressler, für dein Wissen und deine Hypnose-Arbeit mit mir. Ohne dich wäre ich nie zu dieser großartigen Heilmethode gekommen. Danke, Lars Amend, dass du mir im entscheidenden Moment den so wichtigen Rat gegeben hast, nicht beeindrucken zu wollen. Danke, dass du da bist und das tust, was du tust. Danke, Veit Lindau, dass du mich so viele Jahre mit deinen Meditationen, deinem Wissen und deinen Büchern begleitet hast. Danke all den Lehrern meines Lebens.

Ich danke von Herzen meiner geliebten Mutter, meinem Bruder und meiner Schwester, meinem Neffen Ismael und meiner liebsten Saina. Danke, dass ihr für mich da seid, dass ich mich immer auf euch verlassen kann und dass ich euch nach Rat fragen darf. Ich liebe euch.

Ich danke jedem, der sich entschließt, diese Welt zu einem besseren Ort zu machen, jedem, der für sich und andere ein Leben in Freude, Liebe und Zufriedenheit leben möchte. Nichts braucht diese Welt und die Menschheit mehr als genau diese Heilung. Danke, dass du ein Wegweiser, ein Licht in der Dunkelheit bist.

LITERATUR – BÜCHER, DIE MICH INSPIRIERT HABEN UND DIE ICH DIR EMPFEHLEN MÖCHTE

Veit Lindau: »Stille Seele, wildes Herz: 12 Geheimnisse eines erfüllten Lebens«, »Schattenwerk: Befreie dein verborgenes Potenzial – durch radikale Schattenarbeit«, »Wunderwerk: Wie du das Unmögliche möglich machst« und »Heirate dich selbst: Wie radikale Selbstliebe unser Leben revolutioniert«

Lars Amend: »It's all Good: Ändere deine Perspektive und du änderst deine Welt«, «Why Not? Inspirationen für ein Leben ohne Wenn und Aber«, »Where is the Love? Wie ich mich auf die Suche nach der Liebe machte«

Colin C. Tipping: »Ich vergebe: Der radikale Abschied vom Opferdasein«

Maxim Mankevich: »Soul Master: Wie du deine Seelenkräfte entfesselst und das Universum auf deine Seite bringst«

Kurt Tepperwein: »Perlen der Weisheit«

Ichiro Kishimi, Fumitake Koga: »Du musst nicht von jedem gemocht werden: Vom Mut, sich nicht zu verbiegen«

Literatur

Katharina und Nikolai Hanf-Dressler: »Angstfrei durch Selbsthypnose: Die Hypnose-Methode erfolgreich selbst anwenden«

Rhonda Byrne: »The Magic«

Vadim Tschenze: »Das spirituelle Buch von der Selbstliebe: Rituale, Übungen, Meditationen für jeden Tag«